病原生物与免疫学实训指导

主 编 何国栋 李 瑜

《病原生物与免疫学实训指导》编写委员会

主　编　何国栋　李　瑜
副主编　曾凡胜　周　琳　谌蓉
编　者　何雪梅　何　露　罗　伟　李默思　杨　杰

前　言

《病原生物与免疫学实训指导》以卫生部规划教材（专科）为基础，结合高职高专院校的实际情况编写而成。为体现高职高专特色，培养学生分析问题及解决问题的能力，本书以实验大纲为依据，参考了临床执业医师资格考试大纲及国内外相关参考书，主要内容包括：实验室规则、微生物学实验、寄生虫学实验和免疫学实验等。

本书为病原生物与免疫学的配套实验教材，分病原生物学实验和免疫学实验两部分，每个实验项目都从实验目的、实验原理、实验器材、实验内容、实验结果、思考题等方面展开。其中的基本实验适合各医学专业学生使用，设计性、综合性实验适合临床医学、医学检验技术专业学生使用，开放性实验供有条件的学生选用。根据各专业对本门课程要求的不同，教师可根据学时数取舍实验内容和安排课时。

参编人员为长期从事教学工作和实验工作的教师。衷心感谢各位编者的辛勤劳动和付出。由于编者的水平和能力有限，难免会有错漏之处，欢迎广大师生和读者批评指正。

编　者

2016. 12

目 录

第一篇　病原生物学实验项目

实验一　显微镜的使用及维护

【实验目的】

1. 掌握油镜的使用和维护方法，掌握细菌形态和结构的观察方法。
2. 了解显微镜的构造和使用方法。
3. 了解显微测微尺的使用。

【实验原理】

玻片和空气的折光率不同（玻璃 n = 1.52，空气 n = 1.0），部分光线经载玻片进入空气后发生折射，不能进入接物镜，致使射入光线较少，物像不清晰。在油镜和载玻片之间滴加和玻璃折光率相近的香柏油（n = 1.515），使进入油镜的光线增多，视野光亮度增强，物像清晰。

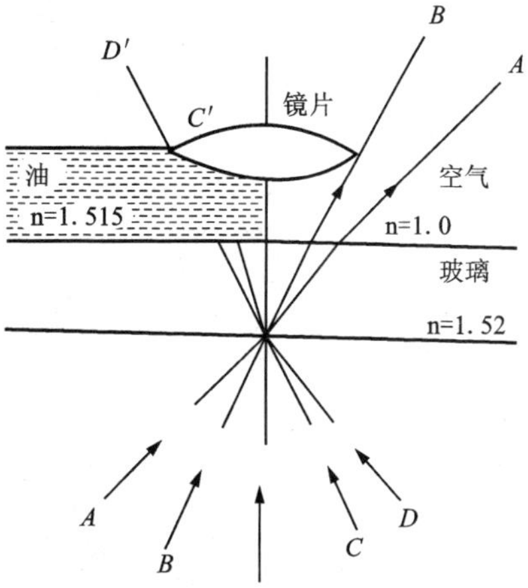

图 1－1　显微镜油镜使用原理

【实验用品】

光学显微镜、凹玻片、盖玻片、凡士林、无水乙醇、打火机、擦镜纸等。

【实验内容及方法】

一、光学显微镜的构造

镜座、镜臂、载物台、镜筒、镜头转换器、调焦装置等。

光学部分包括：物镜、目镜、反光镜、聚光器、光圈等。

显微镜物镜有低倍镜、高倍镜、油镜三种，放大倍数依次增高，其识别方法为：

低倍镜：镜头标志 10×或 10/0.25，镜头最短，常刻有黄色环圈。

高倍镜：镜头标志 40×或 40/0.65，镜头较长，常刻有蓝色环圈。

油镜：镜头标志为 100×或 100/1.30，镜头最长，常刻有白色环圈，或“oil”字样。

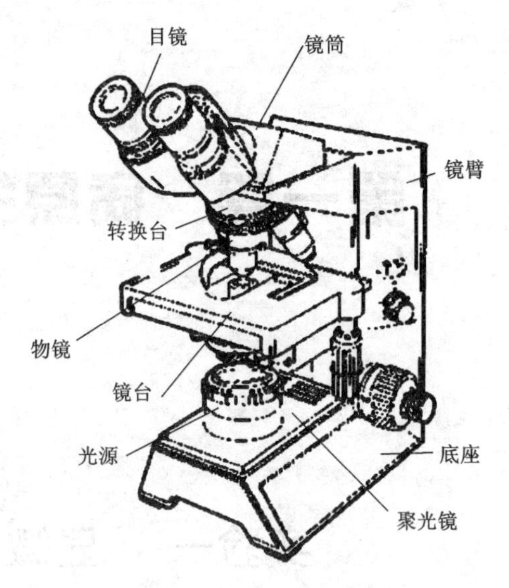

图 1－2　光学显微镜构造

二、使用方法

1. 取镜和安放

右手握住镜臂，左手托住镜座。把显微镜放在实验台距边缘 10 厘米左右处，略偏左，安装/调节好目镜。

2. 对光/调光

转动转换器，使低倍物镜对准通光孔（注意不要用手扳物镜！）。把一个最大的光圈对准通光孔，眼睛注视目镜，同时用两手转动反光镜/调节光线，直到整个视野呈雪白色为止。

3. 观察

把要观察的玻片标本放在载物台上，用压片夹压住，标本正对通光孔。转动粗准焦螺旋，顺时针旋转，使镜筒缓缓下降，直到物镜接近玻片标本为止（注意：此时眼睛一定要看着物镜！）。眼睛向目镜内看，同时逆时针方向转动粗焦螺旋，使镜筒缓缓上长直到看清物像为止。再略微转动细准焦螺旋，使看到的物像更加清晰。

油镜的使用：低倍镜找到物像并调至清晰之后，转开物镜头，在玻片的标本上滴加 1 滴香柏油，将油镜头转换至中央，缓慢调节粗调节器，使镜头浸入油中，当油镜头几乎接触玻片时停止转动，边观察目镜边轻轻转动粗调节器（此时只能上升镜头，不能下降，防止压坏玻片及损坏物镜），待看到模糊物像时改调细调节器，直至找到清晰物像。

4. 复原放回

观察完毕，先提升镜筒，取下玻片标本，用擦镜纸沾取无水乙醇将显微镜外表和物镜擦拭干净。转动转换器，使物镜呈八字形。关闭光源，将显微镜放回原处。

5. 注意事项

（1）轻拿轻放，显微镜放到实验台时，先放镜座的一端，再将镜座全部放稳，不可使镜座全面同时与台面接触，避免震动过大，损坏透镜和调节器。

（2）细调节器是显微镜最精细而脆弱的部分，不要向一个方向连续转动数周，应轻微地来回旋转。

（3）镜头必须保持清洁（干－湿－干），油镜使用后应立即用擦镜纸拭去香柏油，再用无水乙醇或二甲苯滴在擦镜纸上擦拭镜头，再用干净擦镜纸将镜头上残留的无水乙醇或二甲苯擦净。

（4）显微镜擦净后，取下标本片，下降聚光器，再将物镜转成“品”字形，送至显微镜室放入镜箱内。

三、显微测微尺的使用

1. *原理*

测微尺分目镜测微尺和镜台测微尺，两尺配合使用。

目镜测微尺：分 50 分尺或 100 分尺。测量时，将其放在目镜的隔板上(此处正好与物镜放大的中间像重叠)来测量经显微镜放大后的细胞物像。由于不同目镜、物镜组合的放大倍数不同，目镜测微尺每格实际表示的长度也不一样，因此目镜测微尺测量微生物大小时必须先用置于镜台上的镜台测微尺校正。

镜台测微尺：一般将 1mm(1000μm)等分为 100 格，每格长度为 10μm(即 0. 01mm)，是专门用来校正目镜测微尺的。

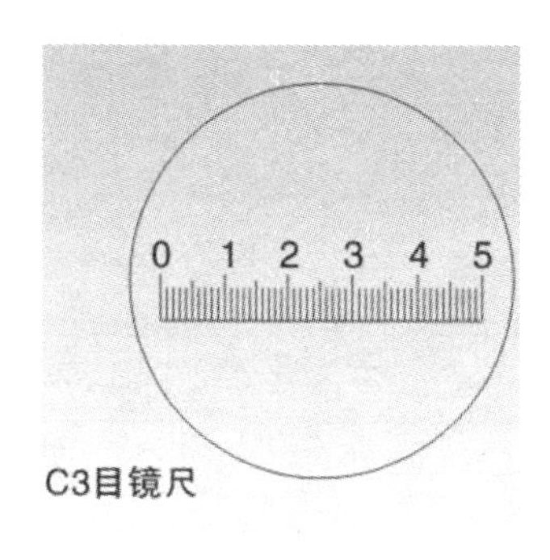

图 1－3　目镜测微尺

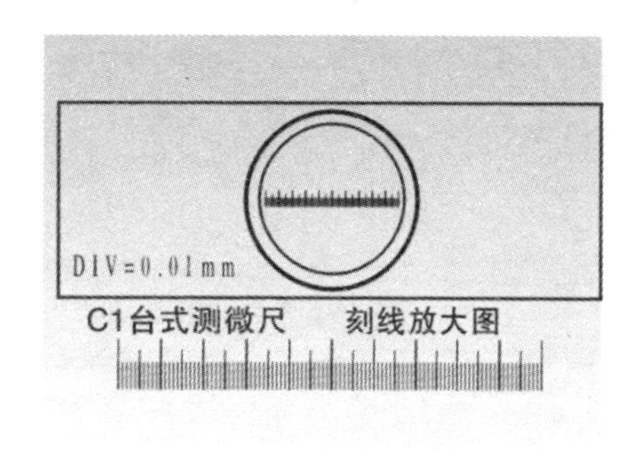

图 1－4　镜台测微尺

2. *方法*

(1)校正：把目镜的上透镜旋下，将目镜测微尺的刻度朝下轻轻地装入目镜的隔板上；把镜台测微尺置于显微镜的载物台上夹好，刻度朝上。先用低倍镜观察，对准焦距，视野中看清镜台测微尺的刻度后，小心转动目镜，使目镜测微尺与镜台测微尺的刻度平行，移动推动器，使两尺部分重叠，稍微分开再使两尺的“0”刻度完全重合，定位后，仔细寻找两尺第二个完全重合的刻度，计数两重合刻度之间目镜测微尺的格数和镜台测微尺的格数。

(2)因为镜台测微尺的刻度每格长 10μm，按下面公式即可算出目镜测微尺每格代表的长度：目镜测微尺每小格代表的长度(μm) $= \frac{\text{镜台测微尺格数} \times 10}{\text{对应的目镜测微尺格数}}$。

如目镜测微尺 20 小格与镜台测微尺 5 小格重叠，则目镜测微尺上每小格长度 $= \frac{5 \times 10}{20} = 2.5\mu m$。

(3)用同法分别校正在高倍镜下和油镜下目镜测微尺每小格所代表的长度。校正完毕后，取下镜台测微尺。

(4)细微物体的测量：将欲观察测量的载玻片标本置于载物台上，于显微镜下用已校正好的目镜测微尺测量其长度或直径为目镜测微尺的几小格，然后乘以每小格的长度(μm)即得。

【思考题】

1. 使用显微镜观察时，为什么在下降镜筒时眼睛要注视物镜？

2. 在显微镜载玻片上写上字母“d”或“e”或“上”字等，用显微镜观察时，看到放大的图像形状分别是什么？

3. 玻片上的标本的移动方向跟物像的移动方向是相同还是相反？

4. 低倍镜与高倍镜下哪个看到的视野面积大？亮度高？细胞数目多？

实验二 革兰染色

【实验目的】

掌握细菌涂片标本制备，熟悉革兰染色法。

【实验原理】

等电点学说；细胞壁学说；化学学说。

【实验用品】

显微镜、大肠埃希菌、葡萄球菌、接种环、牙签、玻片、香柏油、乙醇灯、革兰染色液、无水乙醇、擦镜纸、打火机等。

【实验内容及方法】

一、玻片标本的制备

1. 涂片

用接种环分别取盐水，放在载玻片中央，左右各一滴(3 ~4uL)，尽量往中间靠。接种环烧灼灭菌，挑取菌落与盐水轻轻研磨，涂成直径 1cm 大小的均匀涂膜。如果细菌取多了，先点一些在盐水里，然后烧掉多余的细菌，再涂。涂毕，烧灼接种环。

2. 干燥

最好是室温中自然干燥，必要时，在火焰高处烘干。干后，涂抹部分呈云雾状为好，如果发白则菌量过多。

3. 固定

手持载玻片一端，涂膜朝上，两个涂膜分别在火焰外层来回通过 3 次，时间 2 ~3 秒钟；促使蛋白质凝固，固定在载玻片上，以免染色水洗的时候，细菌被水洗掉。

二、革兰染色法

1. 初染

在涂膜上滴加结晶紫数滴，盖满涂膜，染色 1min，自来水缓缓冲洗，甩干。革兰阳性菌和阴性菌都染成紫色。

2. 媒染

滴加卢戈氏碘液，染色 1min，水洗，甩干。紫色。

3. 脱色

这一步是关键。脱色不够或脱色过猛会导致假阳性或假阴性。滴加 95% 乙醇数滴，轻轻摇动2～3秒钟，然后斜持玻片，从上端滴加酒精，直到流下的乙醇呈淡紫色到无色为止。立即水洗，甩干，此过程30s左右。G^+菌呈紫色，G^-菌呈无色。

4. 复染

稀释复红，染色1min，水洗，甩干。G^+菌呈紫色，G^-菌呈红色。

用滤纸夹住载玻片按压，吸干水分，镜检。取菌适量涂匀，水洗轻缓，脱色适当。

三、显微镜油镜的使用

取显微镜→插上电源→亮度调节旋钮调整照明度→放置标本→10×倍物镜放入光路→用粗调/细调旋钮及载物台移动旋钮→找到标本观察部位→调整双目镜瞳距→将聚光器调到最高处→调整孔径光阑，将与物镜相对应倍率100×放到正面→在标本观察部位上滴加浸油→将100倍物镜放入光路，浸泡于香柏油中，调整旋钮使油镜头与载玻片上标本距离大约0.13mm。调整照明度及微调旋钮，直到物像清晰为止→观察物像，记录结果→亮度调节旋钮调到最小数字1→电源开关拨到0→关闭电源→拔下电源插头。

将油镜转离光路，用擦镜纸擦拭油镜头，再用二甲苯(或无水乙醇)滴湿擦镜纸擦拭，用干的擦镜纸再擦一次，罩上防尘罩，放回原处。

【实验结果】

画图(正确绘出镜下细菌形态并标识)

【思考题】

1. 试述革兰染色法的步骤、结果和临床意义。

实验三　不染色标本检查法

【实验目的】

1. 掌握细菌基本形态和特殊结构的观察方法。
2. 了解荧光显微镜和暗视野显微镜的构造和使用方法。

【实验原理】

在显微镜上安装一个特制的聚暗视野聚光器，使视野背景黑暗。从聚光器周边斜射到载玻片上细菌等微粒上的光线，就因散射作用而发出亮光，反射到镜筒内。正如我们在暗室内，能看到从隙缝漏入的阳光内，有无数颗尘埃微粒跳跃飞舞一样。

【实验用品】

显微镜、变形杆菌或大肠埃希菌、凹玻片、盖玻片、凡士林、无水乙醇、打火机、接种环、擦镜纸等。

【实验内容及方法】

细菌未经过染色呈无色透明，在显微镜下为有折光性的小点，不能判断细菌的形态和结构特征。因此，不染色标本检查法主要用于观察细菌的动力，常用的方法有以下几种。

一、悬滴法

1. 取片

取一洁净凹玻片，在凹窝四周涂少许凡士林。

2. 制片

取一环菌液于盖玻片中央，将凹玻片凹窝对准盖玻片上的菌液，迅速翻转载玻片，用小镊子轻压盖玻片，使之与凹玻片粘紧封闭(图 3 - 1)，以防水分蒸发。

3. 观察

先用低倍镜找到悬滴，再换高倍镜。观察时应下降聚光器、缩小光圈，以减少光亮，使背景较暗易于观察。

变形杆菌有鞭毛，运动活泼，可向不同方向迅速运动。无鞭毛的细菌，不能做真正的运动，只能在一定范围内作位移不大的颤动，这是受水分子撞击而呈分子运动(布朗运动)。

二、压滴法

1. 涂片

用接种环分别取菌液 2 ~3 环，置于洁净载玻片中央。

2. 压片

用小镊子挟一盖玻片，先使盖玻片一边接触菌液，然后缓缓放下，覆盖于菌液上，避免菌液中产生气泡。

3. 观察

先用低倍镜找到观察部位，再换高倍镜观察细菌的运动。

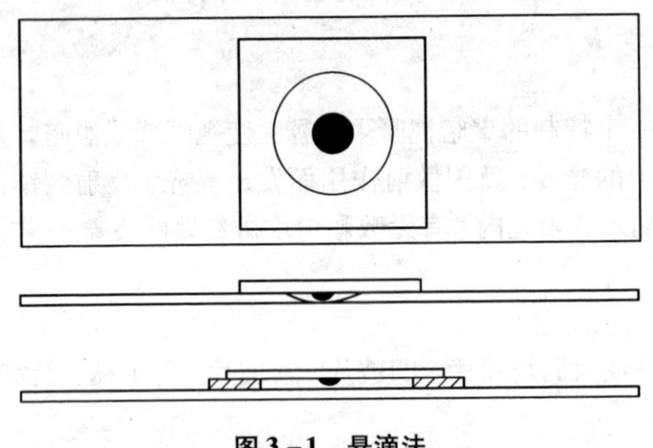

图 3 -1 悬滴法

【思考题】

1. 不染色标本检查法的影响因素有哪些？不染色标本检查法的用途是什么？

实验四　抗酸染色

【实验目的】

1. 熟悉细菌抗酸染色的常用染料和一般程序。
2. 掌握抗酸染色的方法、原理、结果观察及意义。

【实验原理】

抗酸杆菌的细胞壁含大量类脂，一般不易着色，但经加温或延长染色时间着色后，能抵抗酸性乙醇的脱色。而非抗酸菌则不具此特性，染色后容易被盐酸乙醇脱色。

【实验用品】

BCG、抗酸染色液、生理盐水、载玻片、接种环、乙醇灯、显微镜、香柏油、记号笔、擦镜纸、无水乙醇等。

【实验内容及方法】

1. 初染

将已固定的涂片置于染色架上或用染色夹子夹住，滴加石炭酸复红染液，并于载玻片下方以弱火加热至出现蒸汽(勿煮沸或煮干)随时补充染液以防干涸，持续5min，待冷，水洗。

2. 脱色

滴加3%盐酸乙醇，脱色时频频倾动玻片，直至无明显颜色脱出为止，但不超过10min，水洗。

3. 复染

用碱性亚甲蓝液复染1min，水洗或印干(印干用的滤纸只能使用1次)，油镜检查并记录结果。

【实验结果】

绘出结核分枝杆菌油镜下的形态图并标示。

【思考题】

1. 简述抗酸染色的原理、方法及结果。
2. 试述结核分枝杆菌在罗氏培养基上的生长特点。

实验五　培养基的制备

【实验目的】

1. 熟悉常用玻璃器皿的清洗，熟悉培养基的种类、主要成分及用途。

2. 掌握基础培养基的制备程序、方法和注意事项。

【实验原理】

培养基是用人工方法将细菌生长所需要的营养物质按一定比例配制而成的营养基质。按照物理性状分为：液体、半固体和固体培养基三类，其区别主要是凝固剂的有无和多少；按用途分为：基础、营养、选择、鉴别、增菌、特殊培养基等。

【实验用品】

试剂：牛肉膏、蛋白胨、氯化钠、琼脂粉、1mol/L NaOH、1mol/L HCl 等。

器材：试管、大小烧杯、平皿、锥形瓶、量筒、吸管、精密 pH 试纸、电子天平、滤纸等。

【实验内容及方法】

基本程序包括：调配、溶化、矫正 pH、过滤澄清、分装、灭菌、鉴定等。

1. 调配

按配方进行调配，如基础培养基调配先在锥形瓶或烧杯中加入 500 mL 蒸馏水，按照培养基的配方准确称取牛肉膏 5g，蛋白胨 10g，氯化钠 5g，琼脂 20 ~ 25g 加入瓶中混合，再将剩余的水冲洗瓶壁。

2. 溶化

补足 1000 mL 水加热溶化，使称量的成分完全溶解，注意随时搅拌，防止溶液外溢，溶解完毕，应补足失去的水分。

3. 矫正 pH

一般矫正至 7.2 ~ 7.6。若测定管偏酸或偏碱，可分别加入 0.1mol/L NaOH、0.1mol/L HCl 矫正。

4. 过滤澄清

若培养基有混浊或沉淀，则需过滤。液体或半固体培养基用滤纸过滤，固体培养基在加热溶化后用绒布或双层纱布加脱脂棉过滤。

5. 分装

分装于锥形瓶，灭菌后备用，灭菌后的基础培养基在倾注平板前应冷却至 50℃ 左右，以无菌操作分装于无菌平皿内（直径 9cm 的平皿分装量 13 ~ 15 mL），待培养基冷却后将平皿翻转，即为琼脂平板。

6. 灭菌

采用高压蒸汽灭菌。

7. 鉴定

包括两项内容：①无菌试验：将灭菌后的培养基置35℃温箱孵育24h，无菌生长为合格；②效果检验：将已知菌种接种于培养基上，观察细菌的生长情况、生化反应等是否符合。

8. 保存

制备好的培养基需注明制备日期、名称，置4℃冰箱或冷暗处保存，但不宜放置过久。

【实验结果】

培养基	用途
血液琼脂培养基	
巧克力琼脂培养基	
麦康凯(Mac)琼脂培养基	
中国蓝琼脂培养基	
伊红美蓝(EMB)琼脂培养基	
SS琼脂培养基	
罗氏培养基	
MH琼脂平板	
碱性蛋白胨水	
碱性琼脂平板	

【思考题】

1. 制备培养基有哪些步骤？说明操作时应注意的事项。
2. 培养基的质量检查应包括哪些方面？

实验六 细菌的接种培养法与生长现象的观察

【实验目的】

1. 掌握无菌技术，建立无菌观念；明确无菌操作时注意要点。
2. 掌握细菌的接种、分离培养方法和接种环的制作方法。
3. 熟悉细菌生长现象的观察方法。

【实验用品】

葡萄球菌、大肠埃希菌、固体培养基、半固体培养基、液体培养基、乙醇灯、接种环、接种针、L形玻棒(或无菌棉签)、打火机、记号笔等。

【实验内容及方法】

一、细菌的接种工具

1. 接种环和接种针

接种环结构包括环(针)、金属柄、绝缘柄三部分(图6-1)。其中环(针)部分最佳材料为白金丝，因其受热和散热速度快，硬度适宜，不易生锈且经久耐用，但因为价格昂贵而限制了其应用。目前实验室常用的是经济实用的300~500W电热镍铬丝。一般要求接种环长5~8cm，直径为2~4mm，定量接种环的容量为0.001 mL。

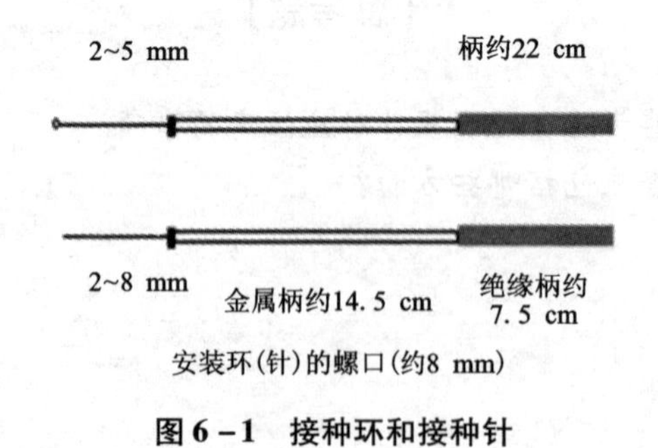

图6-1 接种环和接种针

接种环(针)在使用之前需检查镍铬丝是否呈直线，若有弯曲，需用吸管或接种环的另一端将其压直；若环不圆，可将镍铬丝前端放在吸管尖部缠绕一圈，再将镍铬丝突出的部分朝内压紧。接种环用于固体、液体培养基的接种，接种针用于半固体培养基的接种。

2. L形玻棒

L形玻棒由直径2～3mm的玻璃棒弯曲成L形制成。在使用之前用厚纸包扎后置高压蒸汽灭菌，或沾取无水乙醇后在火焰上烧灼灭菌。主要用于液体标本涂布接种。

二、细菌的接种方法

(一)平板划线接种法(固体培养基)

将标本中的多种细菌分散成单个菌落，有利于细菌的分离和进一步鉴定等。

1. 接种环灭菌

右手握毛笔式持接种环，烧灼灭菌，金属杆也要迅速通过火焰2～3次灭菌。

2. 取菌

将标本(菌液)摇匀，左手持试管下端，右手手掌与小指拔出试管塞。烧灼管口灭菌，接种环挑取标本(菌液)，管口烧灼灭菌并塞好试管塞。

3. 平板划线

左手持平板，用中指、无名指、小指及手掌托起平板，示指抵住平板盖外侧，大拇指从平板内侧将盖掀起，盖与平板呈45°度(图6－2)。

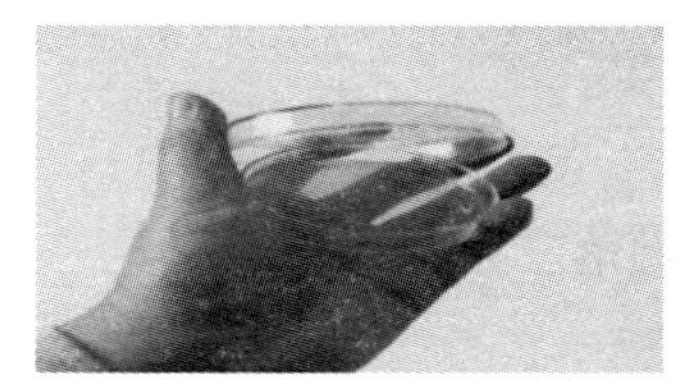
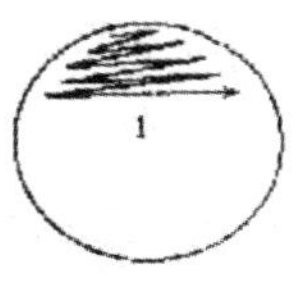

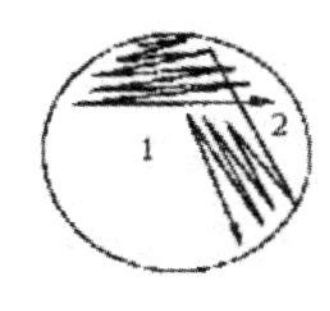

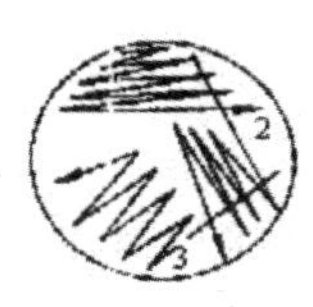

图6－2　平板分区划线接种法

4. 培养

将平板倒置，做好标记。经35℃培养18～24h后观察结果。

(二)液体培养基碾磨接种法

主要用于增菌培养或进行细菌的生化反应等(图6－3)。

1. 取菌

先将接种环在火焰上烧灼灭菌，待冷却后挑取少许细菌。左手拿试管，右手持接种环，用右手其余手指将试管塞打开，试管口通过火焰烧灼灭菌。

2. 碾磨接种

将接种环在贴近液面的管壁上碾磨数次，使细菌均匀分布于培养基中。

3. 管口灭菌

将试管口灭菌后加塞，接种环烧灼灭菌后放回原处。

4. 培养

在试管上做好标记，经35℃培养18～24h后观察结果。

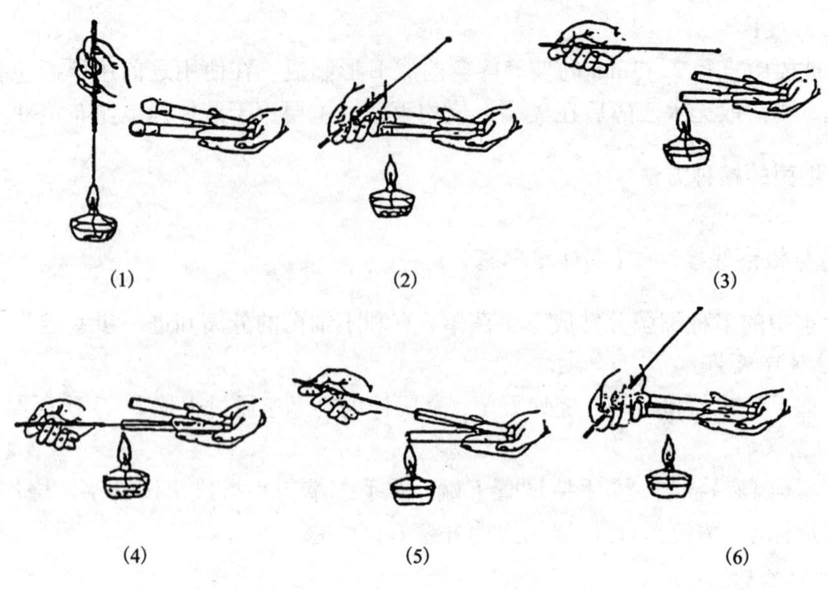

图 6－3 液体培养基接种法

(三)半固体培养基穿刺接种法

用于保存菌种、观察细菌的动力等(图 6－4)。

1. 取菌

先将接种针在火焰上烧灼灭菌，待冷却后挑取少许菌落。

2. 穿刺接种

左手拿试管，右手持接种针，将试管塞打开后，试管口通过火焰灭菌，将接种针从培养基的中心向下垂直穿刺接种至试管底上方约 5mm 处(勿穿至管底)，然后由原穿刺线退出。

3. 管口灭菌

将试管口灭菌后加塞，接种针烧灼灭菌后放回原处。

4. 培养

在试管上做好标记，经 35℃培养 18～24h 后观察结果。

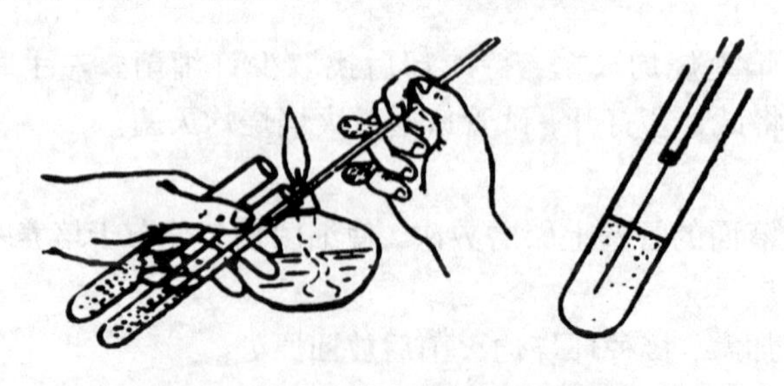

图 6－4 半固体培养基穿刺接种法

（四）涂布接种法

本法主要用于活菌计数和药敏试验。

1. 活菌计数

取一定稀释度的菌液0.1 mL滴在平板上，用无菌L型玻璃棒或棉签将液滴涂布均匀，盖上平板盖，经35℃培养18～24h后计数菌落，则每毫升所含活菌数＝菌落数×10×稀释倍数。

2. 直接涂布法

多用于纸片法和管碟法药敏试验。先配制一定浓度的菌液，用无菌棉签蘸取菌液后，在管壁上将多余的液体挤去，在MH琼脂平板上按三个方向均匀涂布3次，最后沿平板边缘涂一周。盖上平板盖，置室温放置5min使平板表面稍干，然后用无菌镊子将药敏纸片贴在培养基表面，或向竖在平板表面的牛津小杯内加入不同浓度的药物，经35℃培养18～24h后观察结果，测定抑菌圈直径，按判断标准判定结果。

3. 倾注培养法

此法常用于标本或样品中活菌计数。①将标本用无菌生理盐水稀释成不同浓度：10^{-1}、10^{-2}、10^{-3}、10^{-4}、10^{-5}等。②取不同稀释度的标本各1 mL分别注入直径90mm无菌平皿，迅速加入溶化并冷却至约50℃的营养琼脂15 mL，轻轻转动平板使之充分混匀，待凝固后翻转平板。③置35℃温箱孵育18～24h，计数菌落形成单位（colony forming unit，CFU），按下式算出每毫升标本中的细菌数：

1 mL标本中的活菌数＝全平板CFU×稀释倍数

（五）细菌接种的注意事项

1. 无菌操作

（1）细菌接种过程中需注意无菌操作，避免污染，因此每一步操作均需严格按要求进行。操作时不宜说话或将口鼻靠近培养基表面，以免呼吸道排出的细菌污染培养基。

（2）所有操作均需在乙醇灯火焰附近进行，平皿盖、试管塞、瓶塞均应拿在手上打开（具体见前述），禁止将盖或塞事先取下放置在桌面上。

（3）接种完毕后，需在培养基上做好标记再放置温箱孵育。废弃的有菌材料（如玻片、有菌的平板、试管、吸管等）均需灭菌后再清洗。发生有菌材料污染应及时进行消毒处理。

2. 其他事项

（1）取菌种前灼烧接种针（环）时要将镍铬丝烧红，烧红的接种针（环）稍事冷却再取菌种，以免烧死菌种。

（2）取菌时注意菌落不要取得太多，应蘸取而不宜刮取，否则平板划线很难分离出单个菌落。

（3）平板划线时注意掌握好划线的力度和角度，用力不能过重，接种环和培养基表面大约呈30°～40°角，划线要密而不重复，充分利用培养基，并注意不能划破平板。半固体培养基接种时注意穿刺线要直，并沿原穿刺线退出。

三、细菌的培养方法

1. 需氧培养法

该法适用于需氧菌和兼性厌氧菌。将接种后的培养基(试管放试管架上，平板底上盖下)置35℃培养箱，培养18～24h。大多数细菌生长速度快，在孵育18～24h后即可见到生长现象，但若标本中的菌量少或生长速度慢的细菌(如结核分枝杆菌)，则需培养3～7天甚至4～8周后才能观察到生长现象。

2. CO_2培养法

CO_2孵育箱自动调节箱内CO_2的浓度和温度，使用方便。

3. 微需氧培养

先用真空泵将容器内的空气排尽，再注入5% O_2、10% CO_2、85% N_2的混合气体，然后置于35℃培养箱孵育后观察结果。该法适用于空肠弯曲菌、幽门螺杆菌等微需氧菌的分离培养。

4. 厌氧培养法

厌氧手套箱是目前国际上公认的培养厌氧菌最佳仪器之一。它是一个密闭的大型金属箱，箱的前面有一个透明面板，板上装有两个手套，可通过手套在箱内进行操作。箱侧有一交换室，具有内外二门，内门通箱内先关着。使用时将物品放入箱内，先打开外门，放入交换室，关上外门进行抽气、换气(H_2，CO_2，N_2)使之达到厌氧状态，然后手伸入手套把交换室内门打开，将物品移入箱内，关上内门。箱内保持厌氧状态，是利用充气中的氢在钯的催化下和箱中残余氧化合成水的原理。该箱可调节温度，本身是孵箱或将孵箱附在其内。该法适于作厌氧菌的大量培养研究。

四、细菌生长现象的观察

(一)固体培养基中的生长现象

1. 菌落

由一个细菌生长繁殖而形成的一个肉眼可见的细菌集团。因来源相同，同一个菌落的细菌为纯种细菌。不同细菌菌落的形态学特征不同，可以鉴别细菌。

2. 菌苔

由多个菌落融合而成，可能含有杂菌。

菌落性状的描述：大小、形状、颜色、凸扁、表面光滑度、湿润度、光泽、透明度、边缘、黏度、溶血(血平板)、气味等。

(二)液体培养基中的生长现象

浑浊生长(如葡萄球菌)、沉淀生长(如链球菌)、菌膜生长(如枯草杆菌)。

观察要点：注意观察培养基的透明度、管底和液面上是否有细菌生长。

(三)半固体培养基中的生长现象

1. 无鞭毛细菌

仅沿穿刺线生长，穿刺线清晰，周围培养基透明(如葡萄球菌)。

2. 有鞭毛细菌

沿穿刺线向四周扩散生长，穿刺线边缘呈羽毛状，周围培养基变浑浊(如大肠埃希菌)。

观察要点：注意观察穿刺线是否清晰、周围的培养基是否混浊。

【实验结果】

1. 细菌在平板上的生长现象：____________________和____________________

2. 细菌在液体培养基中的生长现象：____________、____________和____________。

3. 细菌在半固体培养基中的生长现象：________________和________________。

菌名	菌落特征(大小、干湿、色素、形态、边缘、凹凸和溶血现象等)
大肠埃希菌	
金黄色葡萄球菌	
不动杆菌	
铜绿假单胞菌	
肺炎克雷伯菌	
肺炎链球菌	
嗜麦芽窄食假单胞菌	
真菌	
流感嗜血杆菌	
洋葱假单胞菌	
甲型链球菌	
奈瑟菌	

【思考题】

1. 根据标本来源和可能存在的病原菌，确定选用分离培养基的种类，痰标本应怎样选择培养基？

实验七 细菌的分布及消毒灭菌

【实验目的】

1. 掌握紫外线的杀菌机制、特点和应用。
2. 掌握高压灭菌器的构造、工作原理、使用方法、注意事项和应用。
3. 了解其他消毒灭菌的方法。

【实验用品】

普通平板(或血平板)、2.5%碘酊、75%乙醇、大肠埃希菌、枯草芽胞杆菌、葡萄球菌、接种环、无菌吸管、乙醇灯、无菌棉签、恒温培养箱、超净工作台、无菌纸片、无菌镊子等。

【实验内容及方法】

一、细菌分布检测

(一)空气细菌检查

1. 方法

取普通平板(或血平板)1个,选室内或室外的一处空间,在离地面1m左右高度的桌面(或台面)上,打开平板盖,让培养基暴露于空气中,10min之后,迅速盖好盖子,在底部写上标记,置35℃培养18~24h,观察结果。

2. 结果观察

对光观察琼脂平板上菌落的有无,计数并纪录结果。

(二)人体咽喉部细菌检查

1. 方法

(1)采样:持无菌棉拭子1根,待受试者张大嘴巴后,迅速伸入对方悬雍垂后的咽喉部,轻轻揩取咽喉壁上的分泌物。

(2)接种:以无菌方法用棉签在琼脂平板的一角(1/4处)来回划线,去掉棉拭子,然后用接种环在原划线上过2~3下,接着往下划线分离。

(3)培养:写上标记,将平板放35℃,18~24h培养。

2. 结果观察

拿出平板,观察有无细菌生长,并纪录结果。

二、消毒灭菌试验

（一）皮肤消毒试验

1. 分区

取普通平板1个，用记号笔在平板底部将其划分四格，并分别注明“洗手前”“洗手后”“消毒后”和“对照”。

2. 接种

伸出任一手指在“洗手前”的培养基表面轻轻涂抹，以相邻的另一手指经七步洗手法后待干，在“洗手后”的培养基上轻轻涂抹，以2.5%碘酊、75%乙醇做皮肤消毒（注意皮肤消毒方法）待干后，再在“消毒后”的培养基上轻轻涂抹。剩下一格为空白对照。

3. 培养

将培养基置35℃培养18～24h，观察结果。

（二）煮沸消毒试验

1. 细菌接种

将大肠埃希菌和枯草杆菌分别种于2管肉汤培养基中。

2. 煮沸消毒

取上述接种大肠埃希菌和枯草杆菌的肉汤各一管，放于100℃水浴中，加热煮沸，维持5min，取出置冷水中冷却，做好标记。另外的2管不加热作对照。

3. 培养

将各管置35℃培养24h后，观察结果。

（三）高压蒸汽灭菌法

1. 仪器介绍

直立式高压灭菌器（或手提式）

构造：高压灭菌器为一双层圆桶形的金属锅，外桶长而坚厚，耐高压；内桶短而薄，用以装载灭菌物品。两桶底部之间的空隙用来盛水，通过里面的电热管使水加热（或直接用明火对锅底加热）。锅盖厚重，利用多个旋钮紧闭压力锅，其上有安全阀、放气阀和压力表（含温度表）等构件，观察压力表可及时了解锅内的压力或温度。

工作原理：在一密闭的容器内对水加热，产生热蒸汽，蒸汽的增多使灭菌器内的压力增高，压力增高继而又使水的温度增高。通常当压力在103.4 kPa（1.05Kg/cm^2）时，容器内温度可达到121.3℃，维持15～30min，可以杀灭包括芽胞在内的所有的微生物。

2. 使用方法

以电热直立式高压灭菌器为例。

（1）准备：向锅内加水至水位线为止。将准备灭菌的物品包扎好，装入高压锅的内桶中，物品放置不宜过多、过挤。然后盖严锅盖，以对角的顺序均匀拧紧锅盖上的旋钮之后，检查关闭锅盖上的气阀和所有开关。

（2）加热：接通电源，开始加热。当锅盖压力表中的指针上升到0.5kg/cm^2时，打开放气阀，排净锅内冷空气，直到压力表降回到"0"时，关闭气阀，再继续加热。当压力表上升到所需压力 103.4kPa(或 1.05 kg/cm^2)时，开始计时，并设法使其维持 15~20min。

(3)结束：时间到后，关掉电源，停止加热，让灭菌锅内压力自然下降。待压力表指针回复后，拧松旋钮，半开锅盖，用锅内余热烘干水汽，10min 后取出灭菌物品。

3. 注意事项

(1)每次灭菌前应检查灭菌器是否处于良好的工作状态，尤其是安全阀是否良好。整个过程，必须严格按照操作规程由专人操作，避免意外事故发生，确保安全。

(2)无菌包不宜过大，物品不宜放得过满过紧，各包裹间要有间隙，使蒸汽能对流易渗透到包裹中央。

(3)冷空气必须排尽，否则加热时锅内的压力虽已达到 103.4kPa，但温度并没有达到 121℃，影响灭菌效果，达不到彻底灭菌的目的。

(4)加热过程中，注意其压力表指针勿超过警戒线。如果出现这种情况，要及时冷静地处理，首先应去除热源(电源)，让压力缓缓回落。

(5)灭菌结束时，不应立即放气，而应停止加热使其自然冷却 20~30min，使锅内压力下降至零位(压力表指针回到零位)后数分钟，将放汽阀打开，然后略微打开锅盖(开一条缝)，人离开消毒室，待其自然冷却到一定程度再将物品取出。

(6)灭菌器用过之后应及时排除锅内的水，敞开盖子让水蒸气蒸发，可防止高压灭菌器生锈。

(7)定期检查灭菌效果。通常利用耐热的非致病性嗜热脂肪芽胞杆菌作指示菌。将滴加细菌芽胞的纸条、铝片等载体，放置于灭菌器的不同位置，灭菌后，取出试纸条，接种于溴甲酚紫葡萄糖蛋白胨水培养基中，置 55℃~60℃温箱中培养 48h 至 7 天观察结果，根据纸片中芽胞死亡与否来判断是否达到灭菌要求。若培养后颜色未变，澄清透明，说明芽胞已被杀灭，达到了灭菌要求。若变为黄色混浊，说芽胞未被杀灭，灭菌失败。

4. 适用范围

临床上凡是耐高温、高压的物品，如金属器械、玻璃器皿、生理盐水、棉签等都可用高压蒸汽灭菌法。

(四)紫外线消毒试验

1. 工作原理

细菌的 DNA 可以吸收紫外线，使一条 DNA 链上的两个胸腺嘧啶共价结合形成二聚体，从而干扰 DNA 的复制与转录，导致细菌的死亡和变异。波长在 200~300nm 的紫外线有此杀菌作用，其中以 265~266nm 杀菌作用为最强。

2. 试验方法

(1)取 A、B、C 3 个普通平板，分别将葡萄球菌涂布接种于平板上。

(2)然后用镊子将无菌纸片贴在 A 平板中央，将无菌玻璃片贴于 B 平板中央，C 平板不贴物品作对照。

(3)将 3 个平板同时放置紫外灯下，打开盖子，让紫外灯照射 30min。

(4)照射后，用无菌镊子去掉平板上的纸片和玻璃片，盖好平板，将所有平板一起置 35℃培养 18~24h，观察结果。

3. 结果观察

A 和 B 平板除了纸片和玻璃遮住的部分有细菌生长以外，其他地方都无菌生长；C 平板不长菌。

4. 注意事项

（1）作室内空气消毒时，通常事先关闭室内的门、窗，打开紫外灯之后随即离开，让其照射 30min。返回时，应先关好灯，避免长时间暴露在紫外灯下工作，紫外线对眼睛和皮肤均有损伤。

（2）紫外灯杀菌的有效距离为 2～3m。

（3）因紫外线的穿透力差，故只使用于空气和物体表面的消毒。

【实验结果】

不同煮沸时间对细菌作用效果观察的结果

	100℃ 1min	100℃ 5min	100℃ 10min	对　照
大肠埃希菌				
枯草芽胞杆菌				

记录手指皮肤消毒试验观察的结果

	洗手前	洗手后	消毒后	对　照
菌落个数				

【思考题】

1. 试述湿热灭菌法比干热灭菌法效果好的原因。

实验八 细菌生长曲线的测定

【实验目的】

1. 了解细菌生长曲线特点及测定原理。
2. 学习用比浊法测定细菌的生长曲线。

【实验原理】

生长曲线：将少量细菌接种到一定体积的、适合的新鲜培养基中，在适宜的条件下进行培养，定时测定培养液中的菌量，以菌量的对数作纵坐标，生长时间作横坐标，绘制的曲线。

生长曲线反映了单细胞微生物在一定环境条件下于液体培养时所表现出的群体生长规律。依据其生长速率的不同，一般可把生长曲线分为迟缓期、对数期、稳定期和衰亡期。这四个时期的长短因菌种的遗传性、接种量和培养条件的不同而有所改变。因此通过测定微生物的生长曲线，可了解各菌的生长规律，对于科研和生产都具有重要的指导意义。

【实验用品】

大肠埃希菌、液体培养基、721 分光光度计、比色杯、恒温培养箱、无菌吸管、试管、滤纸、擦镜纸等。

【实验内容及方法】

流程：种子液→标记→接种→培养→测定。

1. 种子液制备

取大肠埃希菌斜面菌种 1 支，以无菌操作挑取 1 环菌苔，接入肉膏蛋白胨培养液中，静止培养 18h 作种子培养液。

2. 标记编号

取盛有 50 mL 无菌肉膏蛋白胨培养液的 250 mL 三角瓶 6 个，分别标记：0h、4h、8h、12h、16h、20h。

3. 接种培养

用 2 mL 无菌吸管分别准确吸取 2 mL 种子液加入已编号的 6 个三角瓶中，于 35℃下培养。然后分别按对应时间将三角瓶取出，立即放冰箱中储存，待培养结束时一同测定 OD 值。

4. 生长量测定

将未接种的肉膏蛋白胨培养基倾倒入比色杯中，选用 600nm 波长分光光度计上调节零点，作为空白对照，并对不同时间培养液从 0h 起依次进行测定，对浓度大的菌悬液用未接种的牛肉膏蛋白胨液体培养基适当稀释后测定，使其 OD 值在 0.10～0.65 以内，经稀释后测得的 OD 值要乘以稀释倍数，才是培养液实际的 OD 值。

【实验结果】

将测定的 OD 值填入下表：

时间	对照	0	4	8	12	16	20
OD 值							

以上述表格中的时间为横坐标，OD600 值为纵坐标，绘制大肠埃希菌的生长曲线。

【思考题】

1. 简述细菌生长繁殖的规律及生长曲线中各期的特点。

实验九　细菌的生化反应

【实验目的】

1. 掌握细菌生化反应的概念，掌握常用生化反应的原理和方法。
2. 了解生化反应在细菌鉴定及诊断中的重要意义。

【实验原理】

不同细菌具有不同的酶，对同一种基质(糖、蛋白质等)分解代谢的能力不同而可得到不同的代谢产物，检查这些代谢产物就可帮助鉴别细菌，这类试验称为细菌的生化反应。生化反应在细菌的鉴定中起着重要的作用，因而为临床细菌检验所常用。细菌的生化反应很多，本次实验着重介绍一些最常用、最基本的试验。

【实验用品】

大肠埃希菌、葡萄球菌、链球菌、铜绿假单胞菌、新鲜人或兔血浆、葡萄糖发酵管、大肠埃希菌 IMViC 生化鉴定盒、氧化酶试剂、触酶试剂(H_2O_2)、革兰染色试剂、接种环(针)、乙醇灯、加样枪、生物安全柜、培养箱、无菌石蜡油、滤纸、砂轮、标签纸、剪刀等。

【实验内容及方法】

一、糖(醇、苷)的分解代谢试验

(一)葡萄糖发酵试验

1. 原理

将大肠埃希菌和葡萄球菌分别接种于半固体的葡萄糖发酵管中，经35℃18～24h 培养，大肠埃希菌因为分解其中的葡萄糖最终产酸并产气。产酸使培养基中的 pH 下降因而指示剂显红色，产气，则半固体中有气泡出现；而葡萄球菌分解葡萄糖产酸不产气，培养基虽变红但其中无气泡。通过观察培养基颜色变化以及气体的有无即可鉴别细菌。

2. 方法

(1)葡萄糖发酵管的制备：取经高压灭菌并经加热融化的半固体琼脂 100 mL，以无菌操作加入经煮沸消毒的20%葡萄糖水溶液 5 mL、1%酸性复红指示剂 0.5 mL，混匀之后，趁热倒入小试管并冷却凝固。

(2)细菌接种、培养：用接种针挑取大肠埃希菌和伤寒沙门菌分别穿刺接种于半固体糖发酵管中，将试管置35℃ 18～24h 培养后观察结果。

(3)结果观察：培养基变红者为细菌产酸，半固体中有气泡即产气。

(4)注意事项：发酵管的制备、细菌的接种均应严格无菌操作；将其中的葡萄糖换成其他的糖(或醇)，就可以做成其他糖(或醇)的发酵管；发酵管也可以制成液体的，但需在试管中加入一支小倒管以观察产气情况，并可以选用不同的指示剂；培养基的 pH 应控制在7.2~7.4 为宜。

3. 临床应用

该试验可用于多种细菌的鉴别。

(二)甲基红试验(MR 试验)

1. 原理

某些细菌如大肠埃希菌能将葡萄糖分解成丙酮酸，并进一步将丙酮酸分解成大量有机酸(甲酸、乙酸、乳酸等)使 pH 下降至4.4 以下，加入甲基红指示剂后显红色为试验阳性。而另一些细菌如产气肠杆菌则分解葡萄糖产酸少，并将酸分解生成醇、酮、醛等，培养基的 pH 在5.4 以上，使甲基红试剂显黄色，为试验阴性。

2. 方法

(1)用接种环挑取大肠埃希菌和产气肠杆菌分别接种于葡萄糖蛋白胨水中，置 35℃培养箱，经 18~24h 培养。

(2)取出培养物，于试管中滴加几滴甲基红试剂，轻轻摇动试管，培养液立即显红色者为试验阳性，黄色者为阴性。

3. 临床应用

该试验主要用于大肠埃希菌和产气肠杆菌的鉴别，前者为阳性，后者为阴性。

(三)V-P(Voges-Proskauer)试验(伏普试验)

1. 原理

某些细菌(如产气肠杆菌、阴沟肠杆菌)将葡萄糖分解成丙酮酸之后，能进一步使丙酮酸脱羧生成中性的乙酰甲基甲醇，后者在碱性环境中被空气中的氧氧化成二乙酰，二乙酰与蛋白胨中所含精氨酸的胍基发生反应生成红色的化合物。故在培养基中加入含胍基的化合物(如肌酸或肌酐等)，可加速该反应。

2. 方法

(1)接种环取细菌接种于葡萄糖蛋白胨水，置 35℃培养 48h。

(2)取出，按每毫升加入含 0.3 的肌酸或肌酐的 40% KOH 溶液 0.1 mL，放 48℃~50℃水浴 2h(或 35℃ 4h)，充分摇匀后，观察结果。

(3)结果观察：培养液变红色为阳性。

3. 临床应用

主要用于产气肠杆菌和大肠埃希菌的鉴别，产气肠杆菌 V-P 试验阳性，后者为阴性。

二、蛋白质(或氨基酸)代谢试验

(一)靛基质(吲哚)试验

1. 原理

某些细菌(如大肠埃希菌等)能分解蛋白胨中的色氨酸产生靛基质(吲哚),当加入靛基质试剂(对二甲氨基苯甲醛)之后,靛基质与对二甲氨基苯甲醛作用生成红色化合物——玫瑰靛基质。

2. 方法

(1)将细菌种于蛋白胨水培养基中,置35℃培养24~48h。

(2)取出,滴加数滴靛基质试剂于培养基的液面上,静置半分钟观察结果。

(3)结果观察:液面的试剂变红色为试验阳性,黄色为阴性。

(4)注意事项:靛基质试剂具有较强的腐蚀性,使用时应小心,勿滴落至皮肤、衣服或其他物品上。

3. 临床应用

该试验主要用于肠杆菌科细菌的鉴别。

(二)硫化氢试验

1. 原理

某些细菌(如变形杆菌)能分解培养基中含硫氨基酸(如胱氨酸、半胱氨酸等),产生硫化氢,硫化氢遇到培养基中的重金属离子如Pb^{2+}或Fe^{2+}等,形成硫化铅或硫化亚铁黑色沉淀。

2. 方法

将待测细菌穿刺接种于含硫酸亚铁(或醋酸铅)的半固体培养基中,35℃培养24~48小时后观察结果,穿刺线周围出现黑色者为阳性。

3. 临床应用

常用于肠杆菌科属间的鉴别,沙门菌属(甲型副伤寒沙门菌除外)、爱德华菌属、亚利桑那菌属、枸橼酸杆菌属和变形杆菌属等多为阳性,其他菌属为阴性。

三、枸橼酸盐利用试验

1. 原理

某些细菌(如产气肠杆菌等)能利用培养基中的枸橼酸钠作为唯一的碳源,利用培养基中的磷酸二氢铵(铵盐)作为唯一的氮源,在培养基上生长。最终有碳酸钠和氨(NH_3)产生,使培养基变碱,使其中的溴麝香草酚蓝指示剂由淡绿色变成深蓝色。

2. 方法

用接种针挑取待测细菌穿刺于枸橼酸钠培养基并抽出于斜面划线接种,置35℃,18~

24h 培养。在 24 ~48h 内如果培养基变深蓝色有细菌生长为阳性。如培养基接种线上长出菌落，但不见蓝色也认为是阳性；培养基不变色，无细菌生长者为阴性。

3. 临床应用

主要用于肠道杆菌的鉴别，产气肠杆菌、沙门菌属、克雷伯菌属为阳性，大肠埃希菌属、志贺菌属、爱德华菌属为阴性。

四、呼吸酶类试验

(一)触酶(过氧化氢酶)试验

1. 原理

某些细菌(如葡萄球菌等)可分泌过氧化氢酶，该酶能催化过氧化氢产生水和初生态氧，因为氧分子的形成故可见气泡出现。

2. 方法

方法①：取 3% 过氧化氢溶液 0.5 mL 滴加到普通平板的菌落上，或加入到不含血液的肉汤培养物中，立即观察结果。

方法②：挑取一环菌落置于清洁的载玻片上，滴加 3% 过氧化氢溶液数滴，立即观察结果。

结果观察：于 30 秒内有大量气泡出现者为试验阳性，无气泡者为阴性。

注意事项：培养基内不能含有血液，也不宜用血平板上的菌落，否则会出现假阳性；陈旧培养物上的酶可能失活，所以细菌培养物要新鲜。

3. 临床应用

常用于葡萄球菌和链球菌属间鉴别，前者为阳性，后者为阴性。也可用于其他细菌的鉴别。

(二)氧化酶试验

1. 原理

氧化酶(细胞色素氧化酶)是细胞色素呼吸酶系统的最终呼吸酶，某些细菌具有该种酶类。在有分子氧存在的情况下，氧化酶先使细胞色素 C 氧化，再由氧化型细胞色素 C 使试剂对苯二胺氧化，生成有色的醌类化合物(靛酚蓝)。

2. 方法

方法①：菌落法，直接将试剂滴加于平板的被检菌菌落上。

方法②：滤纸法，取洁净滤纸一小块，沾取菌落或菌苔少许，然后滴加试剂于其上。

方法③：试剂纸片法，先将滤纸浸泡于试剂中制成试剂纸条，试验时揩取菌落涂于试剂纸上。

结果观察：细菌在与试剂接触 10 秒内呈深紫色者为阳性。为保证结果的准确性，分别以铜绿假单胞菌和大肠埃希菌作为阳性和阴性对照。

3. 临床应用

主要用于肠杆菌科细菌与假单胞菌的鉴别，前者为阴性，后者为阳性。奈瑟菌属、莫拉菌属细菌也呈阳性反应。

【实验结果】

试验名称	菌种名称	试验结果（+或-）
葡萄糖发酵试验	大肠埃希菌	
	葡萄球菌	
触酶试验	葡萄球菌	
	链球菌	
氧化酶试验	大肠埃希菌	
	铜绿假单胞菌	

【思考题】

1. 简述氧化-发酵试验（O/F 试验）的原理。
2. 简述氧化酶试验的原理和应用。

实验十　细菌的药敏试验及耐药性检测

【实验目的】

1. 掌握纸片扩散法(K－B法)、液体稀释法两种药敏试验的原理和方法。
2. 熟悉上述两种药敏试验方法的应用。
3. 了解几种细菌耐药表型检测的原理、方法及意义。

【实验原理】

纸片扩散法(K－B法)药敏试验：由Kirby － Bauer建立，美国NCCLS推荐，目前为世界所公认的标准纸片扩散法(定性法)。原理是将含有定量的抗菌药物纸片贴在已接种待测细菌的琼脂平板表面，纸片上的药物随即溶于琼脂中，并沿纸片周围由高浓度向低浓度扩散，形成逐渐减少的梯度浓度。在纸片周围，一定浓度的药物抑制了细菌的生长从而形成了透明的抑菌环，抑菌环的大小则反映了待测菌对该种药物的敏感程度。

【实验用品】

大肠埃希菌、葡萄球菌、铜绿假单胞菌、M－H琼脂培养基(水解酪蛋白)、无菌生理盐水、无菌棉签、乙醇灯、镊子、生物安全柜、培养箱、超广谱β－内酰胺酶(ESBLs)试剂、氨苄西林(AMP)、头孢唑林(FZN)或头孢噻吩(KF)、庆大霉素(GEN)、青霉素(PEN)、苯唑西林(OXA)、头孢他啶(CAZ)、哌拉西林(PIP)等。

【实验内容及方法】

一、纸片扩散法(K－B法)药敏试验

1. 试验菌液准备

将待测细菌接种于普通琼脂平板，35℃培养16～18h，然后从平板上挑取数个菌落，于2～3 mL无菌生理盐水中混匀，菌液浓度调整为0.5麦氏单位，相当于10^8 CFU/ mL。

2. 细菌接种

用无菌棉拭蘸取已调试的菌液，在管壁上稍加挤压之后，手持棉拭于M－H琼脂表面均匀划线接种，共划3次，每次将平板旋转60°角，最后沿平板内缘涂抹一周，盖上平板，室温下置3～5min待琼脂表面的水分稍干。

3. 贴纸片

用无菌镊子夹取药物纸片平贴在种好细菌的琼脂表面，每个平板可贴4～6种药物纸片。纸片放置要均匀，各纸片中心距离不小于24mm，纸片距平板边缘的距离应不小于15mm。纸片一旦接触琼脂表面，就不能再移动。

4. 培养

贴好药物纸片的平板应于室温下放置 15min，然后翻转平板，放 35℃培养 18～24h 之后观察结果。

5. 结果观察和报告

将平板置于黑背景的明亮处，用卡尺从背面精确测量包括纸片直径在内的抑菌环直径，测得结果以毫米为单位进行记录，最后参照 NCCLS 的标准进行结果判断，并以敏感(sensitivity)、中度敏感(morderate sensitivity)和耐药(resistant)等程度报告之。

6. 临床意义

用于临床细菌常规药敏检测，监测细菌的耐药变迁，指导临床用药。

二、部分细菌耐药表型的检测

(一)耐甲氧西林葡萄球菌的检测(头孢西丁纸片扩散法)

甲氧西林(methicillin)是一种能耐青霉素酶的半合成青霉素。耐甲氧西林金黄色葡萄球菌(MRSA)因多了一个由 mecA 基因编码的青霉素结合蛋白(PBP2α)而对甲氧西林耐药。这种 PBP2α 不但与 β－内酰胺类抗生素的亲和力极低，而且具有其他高亲和力青霉素结合蛋白(PBPs)的功能。当其他 PBPs 被 β－内酰胺类抗生素抑制而不能发挥作用时，PBP2α 可替代它们完成细菌细胞壁的合成，从而使细菌得以生存。

1. 原理

同纸片扩散法。由于头孢西丁和苯唑西林较甲氧西林稳定，不易失活，通常使用这两种药物代替甲氧西林测定葡萄球菌的耐药性。

2. 方法

以无菌棉拭蘸取已调试的待测菌液接种于 M－H 琼脂平板上(同 K－B 法)，再贴上头孢西丁药物纸片(30μg/片)或苯唑西林药物纸片(1μg/片)，将平板置于 35℃培养 24h，之后观察结果。

3. 结果判断

头孢西丁纸片法：金黄色葡萄球菌抑菌环≥20mm 为敏感，≤19 mm 为耐药；凝固酶阴性葡萄球菌≥25 mm 为敏感，≤24 mm 为耐药。

苯唑西林纸片法：金黄色葡萄球菌抑菌环≥13 mm 为敏感，≤10 mm 为耐药；凝固酶阴性葡萄球菌≥18 mm 为敏感，≤17 mm 为耐药。

(二)肠杆菌科细菌产超广谱 β－内酰胺酶的检测

超广谱 β－内酰胺酶(extended －spectrum β－lactamase，ESBLs)是指能水解青霉素类和头孢菌素类抗生素并扩展到能水解第三、第四代头孢菌素以及单环类抗生素并由质粒介导的 β－内酰胺酶。产生 ESBLs 的细菌主要是大肠埃希菌、肺炎克雷伯菌、阴沟肠杆菌，其他如铜绿假单胞菌、变形杆菌属及不动杆菌属也可产生。ESBLs 检测分筛选实验和确认实验两步进行。

1. 筛选试验(纸片扩散法)

(1)方法：将0.5 麦氏单位的待检菌液涂抹于 M－H 琼脂平板上，稍干后，在培养基表面贴上头孢他啶等药物纸片，35℃温箱中培养 16～18h 观察结果。

（2）结果判断：头孢泊肟抑菌环直径≤17mm，头孢他啶抑菌环直径≤22mm。氨曲南抑菌环直径≤27mm，头孢噻肟抑菌环直径≤27mm。头孢曲松抑菌环直径≤25mm。符合以上任何一项即可认为该菌能产 ESBLs。

（3）质量控制：以大肠埃希菌 ATCC25922 做质控，其抑菌环直径应符合 CLSI 质控范围。以肺炎克雷伯菌 ATCC700603 做质控，其抑菌环直径应符合以下要求：头孢泊肟抑菌环直径 9～16mm，头孢他啶抑菌环直径 10～18mm，氨曲南抑菌环直径 9～17mm，头孢噻肟抑菌环直径 17～25mm，头孢曲松抑菌环直径 16～24mm。

2. 表型确证试验（双纸片增效法）

（1）原理：克拉维酸可与多数 β－内酰胺酶牢固结合，生成不可逆的结合物，为一种非常有效的抑制剂。在同一平板上贴加克拉维酸纸片，可以抑制细菌 β－内酰胺酶的作用，从而使头孢他啶等抗菌药物的抑菌环增大。

（2）方法：将0.5 麦氏单位的待检菌液涂抹于 MH 琼脂平板上，稍干后，在培养基表面分别贴上头孢他啶和头孢他啶/克拉维酸，头孢噻肟和头孢噻肟/克拉维酸纸片，置 35℃ 16～18h 培养后量取抑菌环直径。

（3）结果判断：与单纸片平皿对照，两种药物中的任何一种若加克拉维酸纸片较未加克拉维酸纸片抑菌环直径≥5mm，即为 ESBL 阳性。

（4）质量控制：以大肠埃希菌 ATCC25922 所测试药物联合克拉维酸后的抑菌环直径与单药抑菌环相比，增大值≤2mm。肺炎克雷伯菌 ATCC700603：头孢他啶/卡拉维酸抑菌环直径应增大≥5mm；头孢噻肟/克拉维酸抑菌环直径应增大≥3mm。

【实验结果】

1. 葡萄球菌药敏试验结果及抗生素选择

2. 肠杆菌科细菌药敏结果解释及抗生素

【思考题】

1. 简述头孢菌素类抗生素的种类及抗菌机制。
2. 喹诺酮类抗生素的种类及抗菌机制是什么？
3. 简述细菌耐药的常见机制。

附录一：

附表1 非苛氧菌常规试验和报告中应考虑的抗微生物药物推荐分组

	肠杆菌科细菌	铜绿假单胞菌	葡萄球菌属	肠球菌属
A组 一级试验 并常规报 告的药物	氨苄西林	头孢他啶	苯唑西林	青霉素 或 氨苄西林
	头孢唑啉 头孢噻吩	庆大霉素	青霉素	
		美洛西林或 替卡西林 哌拉西林		
	庆大霉素			
B组 一级试验 有选择报 告的药物	阿米卡星	阿米卡星	阿奇霉素 或 克拉霉素 或 红霉素	达托霉素
	阿莫西林/克拉维酸或 氨苄西林/舒巴坦 哌拉西林/他唑巴坦 替卡西林/克拉克维酸	氨曲南 头孢哌酮	克林霉素	利奈唑胺
			达托霉素	
	头孢孟多 或头孢尼西 或头孢呋辛		利奈唑胺	奎奴普汀/达福普汀
			泰利霉素	
	头孢吡肟	头孢吡肟	甲氧苄啶/磺 胺甲噁唑	
	头孢美唑 头孢哌酮 头孢替坦 头孢西丁	环丙沙星 左氧氟沙星	万古霉素	万古霉素
	头孢噻肟 或头孢唑肟 或头孢曲松	亚胺培南 美洛培南		
	厄他培南 亚胺培南或美洛培南	妥布霉素		
	美洛西林或哌拉西林 替卡西林			
	甲氧苄啶/磺胺甲噁唑			
C组 补充试验 有选择报 告的药物	氨曲南 头孢他啶	奈替米星	氯霉素	庆大霉素
	氯霉素		环丙沙星或左氧 氟沙星 加替米星或莫 西沙星	链霉素
	卡那霉素			
	奈替米星		奎奴普汀/达 福普汀	氯霉素 红霉素 四环素 利福平
	四环素			
	妥布霉素		庆大霉素 利福平四环素	

续上表

<table>
<tr><td rowspan="7">U 组
补充试验
有选择报
告的药物</td><td>羧苄西林</td><td>羧苄西林</td><td rowspan="2">美罗沙星或
诺氟沙星</td><td rowspan="2">环丙沙星
左氧氟沙星
诺氟沙星</td></tr>
<tr><td>西诺沙星或诺氟
沙星或氧氟沙星</td><td rowspan="6">罗美沙星 或
诺氟沙星 或
氧氟沙星</td></tr>
<tr><td>加替沙星</td><td>呋喃妥因</td><td>呋喃妥因</td></tr>
<tr><td>氯碳头孢</td><td>磺胺异噁唑</td><td rowspan="4">四环素</td></tr>
<tr><td>呋喃妥因</td><td rowspan="3">甲氧苄啶</td></tr>
<tr><td>磺胺异噁唑</td></tr>
<tr><td>甲氧苄啶/磺胺甲噁唑</td></tr>
</table>

注：试验常规抗菌药物选择 在标准中分成 A、B、C、U 四组：

A 组所列的抗生素为常规首选药敏试验药物。

B 组为临床使用的主要抗生素，尤其在医院感染时使用的抗生素，可在下列情况下使用：①对 A 组同类抗生素耐药；②标本来源不同时，如三代头孢菌素使用于脑脊液中的肠杆菌，磺胺甲噁唑使用于尿道分离的细菌；③多种微生物感染；④多部位感染；⑤感染流行的控制；⑤对 A 组抗生素过敏、耐受或无反应。

C 组药物用于对 A 组药物耐药的流行菌株或对 A 组药物过敏的患者和某些不常见的细菌（如肠外分离的沙门菌属或耐万古霉素肠球菌）。

U 组仅用于尿道中分离的细菌，不作为尿道外分离菌的常规药敏试验。

附录二：

附表 2　葡萄球菌属药敏试验解释标准

分组	抗菌药物	抑菌直径（mm）		
		耐药（R）	中介（I）	敏感（S）
A 组	阿奇霉素 15 μg	≤13	14～17	≥18
	克拉霉素 15 μg	≤13	14～17	≥18
	红霉素 15 μg	≤13	14～22	≥23
	苯唑西林 1 μg	≤17	18～24	≥25
	青霉素 10U	≤28	–	≥29

附录三：

附表 3　肠杆菌科药敏试验解释标准

分组	抗菌药物	抑菌直径（mm）		
		耐药（R）	中介（I）	敏感（S）
A 组	氨苄西林 10ug	≤13	14～16	≥17
	头孢唑林 30ug	≤19	20～22	≥23
	头孢噻吩 30ug	≤15	16～21	≥22
	庆大霉素 10ug	≤12	13～14	≥15
	妥布霉素 10ug	≤12	13～14	≥15

附录四：

药敏试验结果解读及临床应用

一、葡萄球菌药敏试验结果解释及抗生素选择

1. 结果的判定

主要根据青霉素、苯唑西林及万古霉素的结果进行判断和选药，可分为：青霉素(S)；青霉素(R)苯唑西林(S)；青霉素(R)苯唑西林(R)万古霉素(S)。

2. 抗生素的选择

(1)青霉素(S)：表示对青霉素类、头孢菌素类均敏感。因此，青霉素为首选抗生素，可选择一代头孢。

(2)青霉素(R)苯唑西林(S)：表示对不耐酶的青霉素耐药，但对耐酶青霉素头孢类抗生素敏感。可使用耐酶青霉素，如苯唑西林，氯唑西林；或使用酶抑制剂组成的复方制剂，如氨苄西林+舒巴坦；或使用一代、二代头孢。

(3)青霉素(R)苯唑西林(R)，即MRS，约占40%～70%。为对所有的青霉素类、头孢类和其他β-内酰胺类抗生素均耐药，此外对喹诺酮类和大环内酯类抗生素交叉耐药，严重感染唯一有效抗生素是万古霉素。因此，对于轻症感染可选择喹诺酮类、四环素类、复方磺胺、磷霉素等联合用药；重症感染可选择糖肽类，如万古霉素或替考拉宁联合利福平；尿路感染可以选择呋喃妥因、复方磺胺、环丙沙星。

二、肠杆菌科细菌药敏结果解释及抗生素选用

1. 结果的判定

主要根据头孢菌素类、氨基苷类及头霉素药敏结果进行判断，可分为：一代头孢菌素类(S)，氨基苷类(S)；一代(二代)头孢(R)，三代头孢(S)；三代头孢(R)，头孢西丁(S)；三代头孢(R)，头孢西丁(R)，亚胺培南(S)。

2. 抗生素的选择

(1)头孢菌素类(S)，氨基苷类(S)：轻症感染可选择庆大霉素，氨苄青霉素，哌拉西林，一代头孢；重症感染可选择三代头孢。

(2)一代(二代)头孢(R)，氨基苷类(R)，三代头孢(S)：可以选用三代头孢。

(3)三代头孢(R)，头孢西丁(S)：提示可能为ESBLs，对所有青霉素类、头孢菌素类和氨曲南均耐药。可以选择碳青霉烯类(如亚胺培南、美洛培南)，头霉素类[如头孢西丁]，β-内酰氨酶抑制剂组成的复方制剂(如哌拉西林/舒巴坦(舒普深))。易产生ESBLs的菌株主要是：大肠埃希菌、克雷伯菌和奇异变性杆菌。

(4)三代头孢(R)，头孢西丁(R)：提示可能为高产AmpC酶，对所有青霉素类、头孢菌素类和氨曲南及头霉素均耐药。可以选用碳青霉烯类(如亚胺培南、美洛培南)或四代头孢(头孢吡肟)。易产生诱导型AmpC酶的菌株主要有：肠杆菌属、沙雷菌属、枸橼酸杆菌属。而高产AmpC酶的产生与抗生素诱导有关，三代头孢、克拉维酸、亚胺培南均为强诱导剂。

三、非发酵菌药敏结果解释及抗生素选用

1. 非发酵菌感染的特点

以铜绿假单胞菌感染最多见，其次有不动杆菌、嗜麦芽窄食单胞菌和洋葱伯克菌。是最常见也是最严重的医院感染，该菌很容易产生耐药性，所以治疗很困难，需根据药敏试验结果选药。

2. 铜绿假单胞菌药敏结果解释及抗生素选用

(1)该菌有多种耐药机制存在，应根据药敏试验结果选择治疗药物。并且该菌在治疗过程中很容易产生耐药性，所以治疗 3 ~4 天后需重新分离细菌做药敏。

(2)由于该菌耐药率高，一般选择联合用药，可以选择以下联合用药方案：三代、四代头孢 + 氨基苷类(以头孢他啶最好)；亚胺培能 + 氨基苷类；脲基青霉素(羧苄、哌拉、替卡、美唑西林) + 氨基苷类；酶抑制剂的复合制剂 + 氨基苷类。

实验十一　细菌的数字编码鉴定法

【实验目的】

1. 掌握数字编码鉴定技术的原理和结果判断。
2. 熟悉细菌数字编码技术操作和临床意义。

【实验原理】

细菌的数字编码鉴定法是通过数学的编码技术将细菌的生化反应模式转换成数学模式，给每种细菌的反应模式赋予一组数码，建立数据库或编成检索本。实验时，将各种生化反应培养基微量化，组成系列试剂，通过对未知菌进行有关生化试验并将生化反应结果转换成数字(编码)，查阅检索本或数据库，找出与该号码相对应的细菌名称，作出鉴定。

【实验用品】

1 号菌、2 号菌、新鲜人或兔血浆、氧化酶试剂、触酶、革兰染色试剂、无菌石蜡油、砂轮、剪刀、比浊仪、麦氏比浊管、肠杆菌生化鉴定管及编码册、葡萄球菌生化鉴定管及编码册。

【实验内容及方法】

1. 标本采集

按常规方法采集标本或实验室模拟标本(血平板)。

2. 检验程序

细菌的分离与纯化→选择合适的微量鉴定系统→制备 0.5 麦氏单位菌液→细菌的接种和培养→结果判断和观察。

3. 检验方法

(1)微量鉴定系统的选择：将分离培养的菌落涂片、革兰染色、镜检，并进行氧化酶试验。根据被测菌的初步鉴定结果，选择合适的生化鉴定管。

(2)制备细菌悬液：挑取平板上的单个菌落混悬于 1 mL 无菌的生理盐水中，使菌液浓度达 0.5 麦氏比浊度(约相当于 1.5 亿/ mL 细菌数)。

(3)细菌的接种和培养：采用接种针将上述菌悬液接种于微量孔或微量管内(氨基酸脱羧酶试验需滴加无菌石蜡油)，于 35℃培养 18 ~24h。

(4)结果观察：①自发反应可用肉眼观察颜色变化或培养液是否混浊(生长试验)；②有些试验需添加试剂后方可出现颜色变化；③有些试验需在紫外灯下观察荧光。观察后判断 + 或 - 。

根据生化反应结果进行编码，微量生化反应鉴定系统中，依次每 3 个试验孔(管)为一组，每组三项试验依次均有“4、2、1”(或“1、2、4”)数值，即每组第一个试验阳性为4分(或1分)；第二个试验阳性为2分；第三个试验阳性为1分(或4分)；阴性一律不算分。根据生化反应结果，将每一组中生化反应阳性的数值相加，得到一个不大于7的数值，这些数值依次排列组成编码(编码可为3位数、5位数或7位数，依所使用的鉴定系统来源不同而不同)，检索编码册或输入电脑，该编码所对应的细菌名称即为鉴定结果。

4. 注意事项

(1)不同微量鉴定系统对细菌浓度悬液的要求不同，应按所使用的鉴定系统要求调整菌液浓度。

(2)有些试验需要加试剂后才可以观察到结果，注意按操作说明操作。菌液接种于试验孔中，应避免气泡产生。

【实验结果】

请写出1号菌或2号菌的鉴定思路。

肠杆菌科编码鉴定结果记录表

试验项目	AG	④	②	①	④	②	①	④	②	①
	葡萄糖	赖氨酸	鸟氨酸	硫化氢	蛋白胨水	乳糖	卫矛醇	苯丙氨酸	尿素	枸橼酸盐
结果										
总值										

鉴定值__________　　鉴定结果__________

葡萄球菌属编码鉴定结果记录表

试验项目	④	②	①	④	②	①	④	②	①	④	②	①	④	②	①	0
	尿素	蔗糖	精氨酸水	木糖	乳糖	甘露糖	木醇	麦芽糖	蕈糖	甘露醇	乙酰葡糖胺	硝酸盐还原	蜜二糖	果糖	VP	山梨醇
结果																
总值																

鉴定值__________　　鉴定结果__________

实验十二　临床标本的细菌学检验

【实验目的】

1. 掌握临床标本的细菌学检验程序和检验方法。
2. 熟悉临床标本的采集方法。

【实验用品】

血平板、革兰染液、抗酸染色液、氧化酶试剂、触酶试剂、无菌生理盐水、无菌石蜡油、DL－96 鉴定反应板、载玻片、显微镜、无菌试管、滴管等。

【实验内容及方法】

一、形态学检查

取痰液标本中带脓、血部分在洁净的玻片上涂成厚度适宜的均匀薄膜，自然干燥、火焰固定后抗酸染色镜检。如见蓝色背景中有红色抗酸杆菌时，可初报："找到抗酸杆菌"。

痰或鼻咽分泌物标本涂片染色镜检，如见革兰阴性杆菌或革兰阳性杆球菌。

二、分离培养鉴定

将标本接种于血平板或巧克力平板。35℃培养 18～24h，观察菌落颜色，大小，溶血现象，边缘是否整齐。

取可疑菌落涂片染色，同时进行氧化酶试验(—)，触酶等实验作初步鉴定。

选择相应的 DL－96 鉴定反应板。

三、DL－96 鉴定

(一)DL－96 E

1. 选择 DL－96 鉴定反应板依据

氧化酶试验阴性；无特殊营养要求的革兰阴性杆菌；18～24h 分离培养的单个纯菌落。

2. 生化试验操作方法

(1)菌悬液制备：挑取纯培养单个菌落于稀释液瓶内壁研磨呈细菌悬液(0.5 麦氏单位)。

(2)吸取该菌液加入试剂板 A1～A12、B1～B12 和 C1～C4 孔内，每孔 100μL。

(3)在 A1～A7 孔分别滴加无菌石蜡油 2 滴。

3. 抗菌药物 MIC 操作方法

吸菌悬液 50μL，加至肉汤培养基内，混匀，继续加入测试板的其余各孔，每孔 100μL。撕开不干胶对齐贴于试剂，35℃孵育 18～24h 后判读结果。

4. 结果判读

先于 A12 孔（VP）滴加 VP 试剂 A、B 各 1 滴，20 min 后，再于 A11 孔（IND）滴加靛基质试剂 1 滴，数分钟后，于 A10 孔（PHE）滴加苯丙氨酸试剂 1 滴，立即判读结果。

（二）DL－96 STAPH

1. 选择 DL－96 鉴定反应板依据

无特殊营养要求的革兰阳性球菌；触酶试验阳性；18～24h 分离培养单个纯菌落。

2. 生化试验操作方法

（1）菌悬液制备：挑取纯培养单个菌落于稀释液瓶内壁研磨呈细菌悬液（0.5 麦氏单位）。

（2）用连续移液器取该菌液加入试剂板 A1～A12 孔，B1～B10 孔，每孔 100μL。

（3）在 A1（URE）、A2（ORN）和 A3（C）孔分别滴加 2 滴无菌石蜡油。

3. 抗菌药物 MIC 测定试验操作方法

（1）用无菌吸头吸取菌悬液 50μL，加至肉汤培养基中，混匀，继续加入 B11、B12、C1～C12、D1～D12、E1～E12、F1～F12、G1～G12、H1～H12 孔，每孔 100μL。

（2）35℃孵育 24 h（个别生长缓慢者可延长至 36～48 h）后判读结果。

4. 结果判读

A12 孔滴加 VP 试剂 A、B 各 1 滴，30 min 后，A10 孔滴加 PYR 试剂 1 滴及 A11 孔滴加硝酸盐还原试剂 A、B 各 1 滴，立即判读结果。

（三）DL－96 STREP

1. 选择 DL－96 鉴定反应板依据

G^+球菌，单个、成对或链状排列。触酶试验阴性。18～24h 分离培养的单个纯菌落。

2. 生化试验操作方法

（1）用无菌棉拭子取菌落（培养物）于稀释液中，使呈菌悬液（2 麦氏单位）。

（2）用移液器（配无菌吸头）吸取该菌悬液加入试剂板 A5～A12 孔，每孔 100μL。

（3）从以上菌悬液中取 500μL 加入肉汤培养基 A，再将此培养液加入试剂板 A1～A4 孔，B1～B7 孔，每孔 100μL。

（4）在 A1～A4、A9、B1～B7 孔分别滴加无菌石蜡油 2 滴。

3. 抗菌药物 MIC 测定操作方法

（1）从剩余肉汤培养基 A 中取 50μL，加至肉汤培养基 B，混匀，继续加入到 B8～B12、C1～C12、D1～D12、E1～E12 孔、F1～F12 孔、G1～G12、H1～H12 孔内，每孔 100μL，并在 C1 孔里滴加无菌石蜡油 2 滴。

（2）撕开不干胶的纸对齐贴于试剂板，35℃孵育 24 小时后，判读结果。

4. 结果判读

在 A11 孔滴加 VP 伏普试剂 A、B 各 1 滴，在 A10 孔滴加 PYR 吡咯烷酮试剂 1 滴，再在A12孔滴加马尿酸盐试剂一滴，30分钟后判读结果。

(四)DL-96 NE

1. 选择DL-96鉴定反应板依据

无特殊营养要求的革兰阴性杆菌；氧化酶试验阳性，或氧化酶阴性但厌氧葡萄糖不产酸；18~24h分离培养的单个纯菌落。

2. 生化试验操作方法

(1)菌悬液制备：挑取纯培养单个菌落于稀释液瓶内壁研磨呈细菌悬液(0.5麦氏单位)。

(2)连续移液器吸取该菌液加入试剂板A1~A12孔，B1~B12孔，每孔100μL。

(3)在A1~A7孔分别滴加无菌石蜡油2滴。

3. 抗菌药物MIC测定方法

(1)吸取菌悬液50μl至肉汤培养基，混匀，继续加入试剂板的其余各孔，每孔100μL。

(2)剩余的菌液及吸头浸入杀菌溶液内浸泡灭菌。

(3)撕开不干胶的纸对齐贴于试剂板，35℃孵育18~24h后，判读结果。

4. 结果判读

A11孔(IND)滴靛基质试剂1滴，数分钟后再于A10孔(NIT)滴加硝酸盐还原试剂A、B各1滴，立即判读结果。

【实验结果】

记录菌落特征及形态与染色结果

	临床标本待测菌
菌落特征	
革兰染色结果	
氧化酶	
触酶	

请根据上述检验结果，写出标本中待测菌的鉴定思路。

【思考题】

1. 铜绿假单胞菌的生物学特性及微生物学诊断要点是什么？

2. 肺炎链球菌的主要鉴定依据是什么？

3. 如果你去幼儿园调查幼儿结核分枝杆菌感染情况，应如何做？请提出预防措施。

4. 铜绿假单胞菌、不动杆菌属药物敏感试验采用什么方法？鲍曼不动杆菌及嗜麦芽窄食单胞菌各对哪些抗生素天然耐药？

5. 疑为乙型副伤寒沙门菌引起的肠热症患者，应如何进行微生物学检查？

实验十三　寄生虫实验

【实验目的】

1. 掌握日本血吸虫的成熟虫卵与毛蚴的形态要点和毛蚴的游动特征。熟悉日本血吸虫生活史各期的主要特征。熟悉日本血吸虫中间宿主钉螺的外形特征。

2. 以蛔虫为例了解线虫形态和生活史基本特点。掌握蛔虫卵形态特征。了解蛔虫对人体的危害。

【实验原理】

日本血吸虫寄生在人或其他哺乳动物的门静脉系统里，雌虫所排出的虫卵通过肠壁排入肠腔随粪便排出宿主体外。虫卵里面的毛蚴在一定条件下孵出，钻入钉螺，经一代、二代胞蚴与尾蚴各期，尾蚴从螺逸出后，经皮肤侵入人体，感染方式与人的生活、生产方式有密切联系。

蛔虫寄生在人体小肠里，虫卵随粪便排出，在外界发育为感染性卵，被人吞食后，幼虫在小肠里孵出，经移行至肺，再进入消化道而发育为成虫。

【实验用品】

显微镜、玻片标本、针插标本、大体标本等。

【实验内容及方法】

一、似蚓蛔线虫(蛔虫)

(一) 成虫

1. *雌雄成虫液浸标本(示教)*

成虫为长圆柱体状，中间稍膨大，两端逐渐变细，新鲜虫体呈淡红色，固定后呈灰白色。体表有横纹和两条侧线，雄虫后端向腹部卷曲。

2. *雌雄成虫解剖标本(示教)*

(1)肠管为一直管。

(2)生殖器官：细长如线，迂回盘曲。雌性生殖器官为双管型：由卵巢、输卵管、子宫、阴道和阴门等组成。近端为子宫，两侧子宫会合为阴道，远端为卵巢游离在原体腔内。雄性生殖器官为单管型：由睾丸、储精囊、输精管、射精管和交合刺等组成。游离端为睾丸。

3. 蛔虫横切面染色标本(示教)

(1)体壁：表皮为角皮层，其下为皮下层和纵肌层，皮下层伸入原体腔内并增厚，背腹及两侧分别形成四条纵索。

(2)肠管：肠壁由单层柱状上皮细胞组成。

(3)原体腔：即体壁和消化道之间的腔隙，腔内充满液体，内部器官，如生殖、消化器官浸浴其中。

(二) 虫卵

1. 受精蛔虫卵

虫卵呈短椭圆形，大小为(45～75)μm×(35～50)μm，卵壳很厚，通常表面有一层波浪式的蛋白质膜，从粪便排出的虫卵常被胆汁染成黄色或棕褐色，内含有一个未分裂的受精卵细胞，与卵壳之间形成半月形间隙。

2. 未受精蛔虫卵

虫卵呈长椭圆形或不规则形，大小为(88～94)μm×(39～44)μm，卵壳较薄，淡黄色，内含有许多大小不一的屈光颗粒。

3. 感染期虫卵(示教)

4. 受精卵和未受精卵的扫描电镜图。(示教)

(三)病理标本(示教)

蛔虫性机械性肠梗阻病理标本，蛔虫成虫在胆道内的病理标本等。

二、日本血吸虫

1. 虫卵

先低倍镜检查虫卵标本，找到虫卵后可再用高倍镜仔细观察。①典型的成熟卵稍小于姜片虫卵，椭圆形，淡黄色，壳薄，无卵盖，一端旁侧可见一棘状小刺，或因位置或因粪便中渣滓沾附卵周围而不能见到。卵内可见到一鞋底形的成熟毛蚴，高倍镜下仔细观察活卵或可见毛蚴周围颤动的纤毛。②未成熟卵体积较小较圆，内部结构为均匀的颗粒，肝组织内分离出死亡的变性卵，多为卵形的黑色团块，内部构造不能辨别。

2. 成虫玻片染色标本

分雌虫、雄虫与雌雄合抱三种，血吸虫虽然体形似线，但内部仍为吸虫式的基本构造。用低倍镜分别观察下列各点：

(1)雌雄虫的腹吸盘：腹吸盘有粗短蒂柄，雄虫较雌虫者发达。

(2)食道、肠枝分合位置及肠内容物：血吸虫缺咽，肠枝在体后部复合而为一，以盲端终，肠内有黑色物质，雌多雄少，为已消化的血色素。

(3)雄性生殖器官：将视野移至腹吸盘下方的虫体，可见7个纵行的紫红色团块，这是睾丸，有时有重叠现象。贮精囊偶尔可见在睾丸前方，为浅红色块，生殖孔开口于腹吸盘下方。注意并体会纵贯雄虫腹吸盘后方虫体的抱雌沟。

(4)雌性生殖器官：在雌虫体中段略后处可见一个染色较深而较大的椭圆形团块，这是卵巢，其后方为棕色横列的卵黄腺，卵黄管旋向卵巢一侧向前，卵模及梅氏腺不易辨认。

卵巢前方主要为直管形的子宫，通于腹吸盘后方的生殖孔，向外开口，子宫内有虫卵数十个。

(5)雌虫、雄虫合抱的关系和姿态。

(6)雌雄合抱横切面标本：进一步理解合抱的雌雄虫关系。

3. 活体标本(示教)

(1)成虫：用放大镜观察，血吸虫有雌雄虫之别。体形似线，约1公分长。活体时雄虫为乳白色，体形粗短。雌虫为黑色，前细后粗。雌虫经常被雄虫合抱，仅腹吸盘前端部分游离于外，注意雄虫常用吸盘吸住皿底。

(2)毛蚴：先观察示教的染色标本，注意梨状的体形。体外之纤毛可能在制作过程中脱落。再观察三角烧瓶中的活体毛蚴，并与另一瓶内的水生原虫鉴别。观察时使光源从前方偏侧面射入，以背后的深色物作背景，用肉眼或用放大镜观察。主要看瓶颈部，毛蚴在水中为白色拉长形的小点，作直线游动，注意体形大小和游动特点。水虫在体形大小上均与毛蚴有差别，游动时常作摇摆或顿挫的停顿。

(3)尾蚴：观察新逸出的尾蚴活体标本，注意尾蚴大小，在水中活动情况，血吸虫尾蚴的主要特点是分叉型的尾部，游动时尾部的振动频率甚大，体部除口外，主要为成对的头腺。

(4)中间宿主——钉螺(示教)：结合小组标本及示教螺标本和饲养缸内的活螺，认识钉螺形态，因生活环境而有所变异。注意以下特点：①大小：3～12mm不等；②形态：一般为鞋钉状之塔锥形；③螺旋数目：普通为5～7个，但最大限度为4～9.5个；④螺壳：山区型螺壳光滑，平原型粗糙(有轮脊)；⑤了解钉螺生活的要素：水、泥、杂草(联系自然孳生地)。

4. 病理标本(示教)

(1)成虫寄生之肠系膜：合抱成虫在肠系膜静脉寄生，部分黑色的雌虫深入肠壁血管。

(2)沉着虫卵的家兔肝脏：满布虫卵结节。

(3)肠粘膜活组织压片：标本系直接从患者或病兔直肠的病变黏膜部钳下，用两片玻片压夹而成，注意在半透明黏膜组织内的血吸虫卵。试区别卵内有清晰棱形毛蚴的活卵及内部结构模糊的死卵，此为临床常用的诊断法之一。

(4)虫卵在肠壁及肝组织切片内：注意在病理切片中的虫卵切面的形态、色泽等特征。

三、埃及裂体吸虫(埃及血吸虫)及曼氏裂体吸虫(曼氏血吸虫)(示教)

埃及血吸虫及曼氏血吸虫为另外两种人体寄生的血吸虫，我国无此两种血吸虫病流行。

【实验结果】

绘典型日本血吸虫卵

绘受精和未受精蛔虫卵形态图

【思考题】

1. 如何识别日本血吸虫卵?
2. 日本血吸虫病的病原学诊断方法为何采用粪便沉淀孵化法?
3. 为什么说虫卵是血吸虫致病性的主要方面?

第二篇 免疫学实验项目

实验十四 凝集反应

凝集反应根据反应原理不同、检测目的和载体种类不同可分为三类：直接凝集反应、间接凝集反应和抗球蛋白试验。直接凝集反应包括：玻片凝集试验和试管凝集试验。间接凝集试验包括：正向间接凝集试验、反向间接凝集试验、间接凝集抑制试验、协同凝集试验等。

【实验目的】

1. 了解凝集反应的原理、基本类型及其用途。
2. 熟悉玻片凝集试验、试管凝集试验、间接凝集试验、间接凝集抑制试验的实验方法和结果分析。

【实验用品】

材料试剂：病原微生物或红细胞与相应抗体、待测孕妇尿液、HCG 阳性孕妇尿液、ABO 血型标准血清、类风湿免疫诊断试验（用变性 IgG 致敏的乳胶颗粒）、HCG 致敏乳胶试剂、兔抗 HCG 诊断血清、待测血清、生理盐水。

器材：洁净载玻片、巴氏吸管、接种环、乙醇灯、特种铅笔（或记号笔）、小试管、牙签、采血针、试管架、Tip 头、加样枪、恒温箱、显微镜。

【实验内容和方法】

一、玻片凝集试验

1. 原理

玻片凝集试验（slide agglutination）是将已知抗体直接与未知的颗粒性抗原物质（如细菌、立克次体、钩端螺旋体等）混合，在有适当电解质存在的条件下，如两者对应便发生特异性结合而形成肉眼可见的凝集物，即为阳性；如两者不对应便无凝集物出现，即为阴性。此法属定性试验，主要用于检测抗原，如 ABO 血型鉴定、细菌鉴定和分型等。

2. 方法

(1)取载玻片一张(平置实验台上)，用记号笔划分为 2 格，并标明 1、2。

(2)取巴氏吸管 1 支，套上乳胶皮头后，吸取诊断血清 1 滴于第 1 格内，另取巴氏吸管 1 支，吸取生理盐水 1 滴于第 2 格内。

(3)取少许病原微生物或红细胞与第 1、2 格内的诊断血清、生理盐水混合并涂抹成均匀悬液，静置数分钟后观察结果。

3. 结果观察与判定

如上述混合悬液由均匀混浊状变为澄清透明，并出现大小不等的乳白色凝集块者即为阳性(+)；如混合物仍呈均匀混浊状则为阴性(-)。如肉眼观察不够清楚，可将玻片置于显微镜下用低倍镜观察。

附　人类 ABO 血型鉴定试验

1. 原理

人类 ABO 血型抗原有 A 和 B 两种。A 型红细胞膜上有 A 抗原，B 型红细胞上有 B 抗原，AB 型有 A 和 B 两种抗原，而 O 型则不含有 A 和 B 抗原。据此，如分别将抗 A 和抗 B 血清与待测红细胞混合，抗 A 和/或抗 B 血清与红细胞表面上的相应抗原结合而引起红细胞凝集，根据其凝集状况便可判定受试者的血型(表 14-1)。

表 14-1　血型鉴定试验结果与判定

血型 \ 凝集反应 \ 诊断血清	抗 A	抗 B
A	+	-
B	-	+
AB	+	+
O	-	-

"+"表示凝集，"-"表示无凝集。

2. 方法

(1)用乙醇棉球消毒无名指指端皮肤或耳垂，待乙醇干后用无菌采血针刺破表皮，用毛细吸管取血 1~2 滴，放入含 1 mL 生理盐水的小试管中，混匀，即成待检红细胞悬液(约 2%)。取血后，应立即用无菌干棉球压迫针眼止血。

(2)取凹玻片或载玻片一张，用记号笔分为两格，并注明 A、B 字样。

(3)用巴氏吸管吸取抗 A 血清、抗 B 血清各一滴分别滴于 A、B 格内(也可用 2 mL 的一次性注射器代替巴氏吸管)。

(4)另用巴氏吸管取待测 5% 红细胞悬液，于 A 格和 B 格内各加一滴。然后分别用牙签将抗血清与红细胞搅拌均匀(也可轻轻晃动载玻片以促其充分混匀)，以加速其反应。将玻片放置于实验台上静置数分钟后，在白色背景下观察凝集情况。

3. 结果观察与判定

如混合液由均匀红色混浊状逐渐变为澄清，并出现大小不等的红色凝集块者即为红细胞凝集；若混合液仍呈均匀混浊状，则表明红细胞未发生凝集(图 14－1)。

如肉眼观察不够清楚，可将玻片置于显微镜下用低倍镜观察。

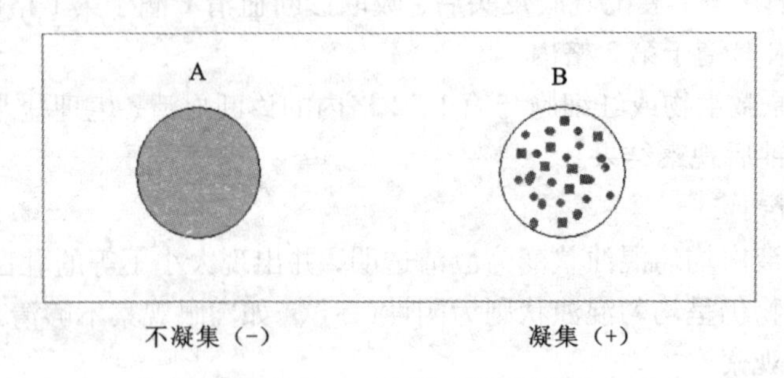

图 14－1　ABO 血型鉴定结果

4. 注意事项

(1)试验用凹玻片或载玻片要清洁，注明 A 和 B 字样。

(2)所用抗 A、抗 B 血清必须在有效期内(注意试剂包装说明的有效期限)使用。

(3)待检红细胞悬液不宜过稀或过浓。

(4)要及时观察结果，以防时间过长使标本干涸而影响结果观察和判定。

二、试管凝集试验

1. 原理

试管凝集反应为定量试验，常用已知颗粒性抗原来检测未知抗体及其含量。方法是用生理盐水将待测血清在试管中进行连续倍比稀释，然后于各管中加入等量已知抗原悬液，35℃过夜或 56℃水浴 2 小时后，观察有无凝集并根据凝集程度，判定待检血清抗体的效价。

本法主要用于某些传染病的辅助诊断及流行病学调查，如伤寒、副伤寒的诊断等。

2. 方法

(1)取洁净小试管 8 只并依次排列于试管架上，用特种铅笔或记号笔按顺序注明号码。

(2)按下表操作

	1	2	3	4	5	6	7	8
生理盐水（mL）	0.5	0.5	0.5	0.5	0.5	0.5	0.5	0.5
稀释抗体（mL）	0.5	0.5	0.5	0.5	0.5	0.5	0.5	–
稀释抗原（mL）	0.5	0.5	0.5	0.5	0.5	0.5	0.5	0.5

(3)轻轻振荡摇匀，然后置 35℃恒温箱过夜或 56℃水浴箱 2h，再观察结果。

3. 结果与判定

＋＋＋＋：表示病原微生物或红细胞全部凝集。试管底部有大量凝集块，上清液澄清透明。

+ + +：表示绝大部分凝集，凝集物较多或与 + + + + 相当，上清液澄清。

+ +：表示部分（约 50%）发生凝集，凝集物较少，呈颗粒状，上清液基本澄清。

+：凝集物很少，需仔细观察才能发现，上清液基本浑浊。

-：表示不凝集。与阴性对照管相同。

判定凝集效价（滴度）：以凝集物明显可见，且血清稀释度又最高的那一号试管的血清最终稀释度为血清效价。

4. 注意事项

（1）实验操作应认真仔细，如向试管内插放吸管宜轻，以免戳穿试管底；取样加样应准确；稀释血清时应仔细地逐管进行，以防跳管。

（2）观察结果时，最好不要振摇试管，以免凝集物摇散振碎影响观察。

三、间接凝集试验

1. 原理

本实验是将已知的可溶性抗原吸附或偶联在与免疫无关，有一定大小的颗粒性物质（载体颗粒）表面上，然后再与相应抗体混合，并在有适当电解质存在的条件下，由抗原抗体的特异性结合而发生肉眼可见的载体颗粒凝集。该实验可用于细菌、病毒、钩体、梅毒螺旋体抗体，以及某些自身抗体（如抗核抗体、抗肾抗体、抗甲状腺抗体等）的检测。若所用载体为红细胞，即称间接血凝实验，如载体为乳胶颗粒，则叫间接乳胶凝集试验（见后述）。

2. 方法（类风湿因子测定）

（1）用生理盐水将待测血清稀释 1∶20。

（2）用巴氏吸管吸取 1∶20 待测病人血清一滴于载玻片上，然后加一滴类风湿免疫诊断试剂。

（3）持玻片轻轻晃动使之充分混匀。5 分钟内出现均匀的乳白色凝集颗粒者为阳性，无凝集者为阴性。

3. 注意事项

应在 5 分钟内观察结果。因放置过久可出现假阳性。

四、间接凝集抑制试验

1. 原理

将待测样品与已知抗体混合作用一定时间后，再将其与相应抗原致敏的乳胶颗粒混合。如待测样品中含有相应抗原，便可与加入的抗体结合，当再加入致敏乳胶颗粒后，就没有相应的抗体与乳胶颗粒表面的抗原结合而发生凝集，这就是乳胶凝集抑制试验（图 14-2）。所以，不发生凝集者为阳性，表明待测样品中含有相应抗原；发生凝集者为阴性，提示待测样品中无相应抗原。

本法主要用于检测抗原。如乳胶妊娠试验，就是先将待测孕妇尿液（含有人绒毛膜促性腺激素，HCG）与已知抗 HCG 抗体作用，从而抑制了抗 HCG 与致敏乳胶颗粒表面上的 HCG 结合，于是乳胶凝集被抑制。

2. 方法

(1)取玻片一张置实验台上，用标记笔划线分为三格，并注明甲、乙、丙。

(2)用巴氏吸管取生理盐水一滴加入乙格中，然后取待测孕妇尿一滴加在甲格中，另用巴氏吸管取 HCG 阳性孕妇尿一滴加在丙格中。

(3)于甲、乙、丙格中各加入一滴抗 HCG 血清。分别用牙签将反应液充分搅拌均匀，静置 30 秒至 1 分钟。

(4)于甲、乙、丙格中各加入一滴 HCG 致敏乳胶试剂，分别搅拌均匀。静置 10 分钟左右后观察结果。

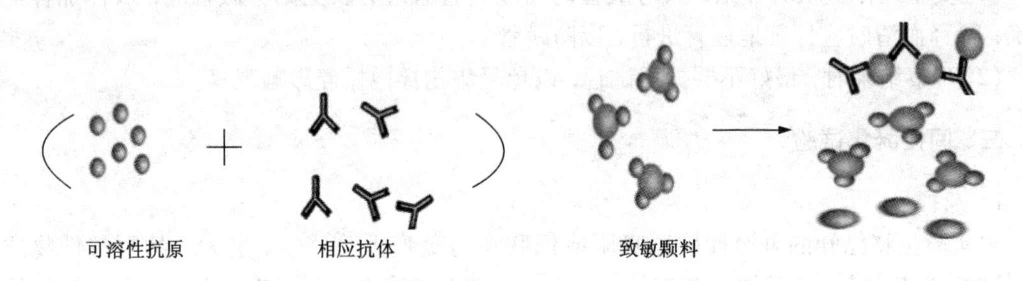

图 14－2　间接凝集抑制试验

【实验结果】

1. 玻片凝集试验

反应物	反应现象(凝集或不凝集)	结果判断(＋ 或 －)
待测菌 ＋ 生理盐水		
待测菌 ＋ 相应抗体		

ABO 血型鉴定试验

反应物	反应现象(凝集或不凝集)	结果判断(＋ 或 －)
抗 A＋红细胞悬液		
抗 B＋红细胞悬液		
血型		

2. 试管凝集试验

试管	1	2	3	4	5	6	7	对照管
血清稀释度								
反应现象								

反应现象分别以－、＋、＋＋、＋＋＋、＋＋＋＋表示。

3. 间接凝集试验

反应血清	反应现象(凝集或不凝集)	结果判断(+ 或 -)
阳性对照		
阴性对照		
1号患者血清		
2号患者血清		

4. 间接凝集抑制试验

反应格	反应现象(凝集或不凝集)	结果判断(+ 或 -)
甲		
乙		
丙		

【思考题】

1. 凝集反应与沉淀反应有何异同?
2. 间接凝集反应如何进行分类?各实验的原理是什么?

实验十五 沉淀反应

沉淀反应根据介质和检测方法的不同，沉淀反应可分为：液相内的沉淀反应和固相内(凝胶)的沉淀反应。①液体内沉淀根据沉淀现象可分为三类：絮状沉淀、环状沉淀和免疫浊度沉淀。②凝胶内沉淀试验根据实验目的与方法不同可分为：单相琼脂扩散试验、双相琼脂扩散试验、火箭电泳、对流免疫电泳等。

【实验目的】

1. 掌握环状沉淀试验、单向琼脂扩散、双向扩散的基本原理、方法、结果分析及临床用途。

2. 熟悉火箭免疫电泳、对流免疫电泳的基本原理和方法。

3. 掌握免疫浊度测定的原理，熟悉其操作方法，了解其应用及意义。

【实验用品】

材料、试剂：小沉淀管、毛细吸管、橡皮头、生理盐水、1.5%盐水琼脂、人 IgG、IgA、IgM 抗血清、标准参考血清、待测血清或唾液、AFP 免疫血清、脐带血清、兔抗人血清、1%琼脂糖、0.5mol/L pH8.6 巴比妥缓冲液、0.05%氨基黑 10B。

器材：恒温水浴锅、温箱、三角烧杯、吸管、琼脂板(塑料)、微量加样器、打孔器(直径 3mm)、坐标纸、毛细滴管、标尺、铅笔、电泳仪、聚苯乙烯塑料条、注射器及针头、分光光度计(721 或 731 等)等。

PEG 溶液：PEG 6000－8000 4.0g、NaF 1.0g、$Na_2HPO_4 \cdot 12H_2O$ 。

【实验内容和方法】

一、环状沉淀试验

1. 原理

当抗原与相应抗体形成一个接触面时，如二者比例适当，接触面上可形成一个乳白色的环状物即为阳性沉淀反应。

2. 方法：

(1) 取小沉淀管 2 只，以毛细吸管吸取抗人血清约 0.2 mL，加进第一管，加时留意不能有气泡。

(2) 以毛细吸管吸取生理盐水 0.2 mL 加进第二管。

(3) 用毛细吸管吸进血稀释 0.2 mL 加进各管，加时应留意使抗原溶液缓缓由管壁流下，轻浮于血清面上，使成一明显界面，切勿使之相混。

(4) 置室温中 10～20 分钟，观察液面有无乳白色沉淀环，若有则为阳性。

二、单向琼脂扩散试验

1. 原理

单向琼脂扩散试验系定量试验，通常以已知抗体测定未知抗原。试验中首先将一定的抗血清(抗体)混合于琼脂内，制成含抗体的琼脂板，再于琼脂板上打孔，将一定量的抗原加入孔中，抗原向孔四周扩散，与相应抗体结合，在抗原抗体比例合适处形成白色沉淀环，沉淀环的直径大小与抗原的浓度呈正比。以不同浓度的标准抗原与固定浓度的抗血清反应测得沉淀环的直径作为纵坐标，以抗原浓度为横坐标，绘制标准曲线，量取待检抗原的沉淀环直径，即可从标准曲线中求得其含量。该实验主要用于检测标本中的各种 Ig 含量和血清中补体成分的含量。

2. 方法

(1)参考血清的稀释：取冻干 Ig 参考血清 1 支，加入 0.5 mL 蒸馏水溶解，用 0.01 mol/L pH 7.2 ~7.4 PBS 倍比稀释成 1∶10 ~1∶160 五种浓度。

(2)免疫琼脂板制备：将适宜浓度的人 Ig 抗血清与预先融化好的 1.5% 琼脂在 56℃水浴中混匀，每板内灌注 3.3 mL，制成琼脂板(IgG、IgA、IgM)，并做好标记。然后用 3mm 的打孔器在琼脂板上打孔，孔距 1 ~1.5cm。孔内琼脂用注射器针头挑出。

(3)加样：用微量移液器取 10 μL 各种不同浓度的参考血清准确加入免疫板的孔内，每一浓度均加两个孔，然后用上述加样方法，取 10 μL 适宜稀释度的待测血清，加入免疫反应板的孔内。

(4)反应：将加样的琼脂板置水平湿盘内，于 35℃温箱反应 24 ~48 h 后，取出反应板，用标尺测其沉淀环直径并记录。

(5)标准曲线的绘制：以各浓度标准抗原的沉淀环直径为纵坐标，相应孔中抗原 Ig 浓度含量为横坐标，在坐标纸上绘制标准曲线(图 15 -1)。

(6)待测标本 Ig(IgG、IgA、IgM)含量的计算：以待测标本的沉淀环直径查标准曲线，将查得的 Ig 含量乘其稀释倍数，即得该标本的 Ig 含量。

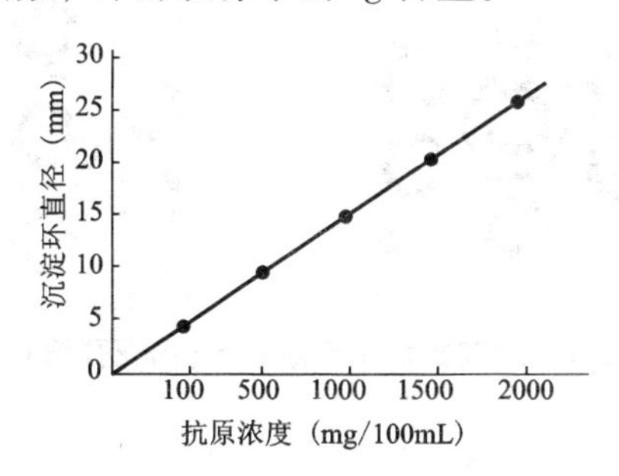

图 15 -1　琼脂单向扩散试验的标准曲线图

(7)几种试剂的配制：

A. 1.5% 琼脂的配制：秤取 1.5g 琼脂，用含 0.01% 柳硫汞的生理盐水 100 mL 溶解，加热使之呈液体状。

B. 0.01 mol/L pH 7.2PBS 的配制：先配制 0.2 mol/L Na_2HPO_4 及 NaH_2PO_4 溶液，取 72

mL 0.2 mol/L Na_2HPO_4与28 mL 0.2 mol/L NaH_2PO_4混合，然后用0.85% NaCl溶液稀释20倍即成。

3. 注意事项

(1)制备琼脂板时温度不宜过高使抗体变性失活，亦不宜太低，以免使琼脂凝固不匀。

(2)沉淀环的直径均以mm为测量单位。

三、双向琼脂扩散试验

1. 原理

双向琼脂扩散试验为定性试验。将可溶性抗原与相应抗体分别加入琼脂板上相对应的孔内，两者相互扩散，在比例适宜处形成沉淀线。如抗原与抗体无关则不形成沉淀线。此实验用来检测抗原或抗体的纯度，亦可用已知的抗原(抗体)来测未知的抗体(抗原)。临床上常用于检测甲胎蛋白(AFP)，作为原发性肝癌等的辅助诊断。

2. 方法

(1)琼脂反应板的制备：取融化好的1%盐水琼脂3.3 mL，置琼脂板内，待冷即制成琼脂反应板。

(2)打孔：用打孔器在琼脂板上打孔，孔距6mm，呈梅花形排列，即中间一孔，周围六孔，将孔内琼脂用注射器针头挑出。

(3)加样：用微量移液器取10 μLAFP免疫血清准确加入中央孔内，上下孔各加10 μL脐带血清作为阳性对照。其余孔加等量的待测血清。

(4)反应：将加好样的琼脂板置水平湿盘内，于35℃温箱反应24 h。

(5)结果分析：待测标本如出现沉淀线，且与阳性对照的沉淀线吻合，则为阳性反应。如无沉淀线出现或是与阳性对照沉淀线交叉的沉淀线则为阴性(图15-2)。

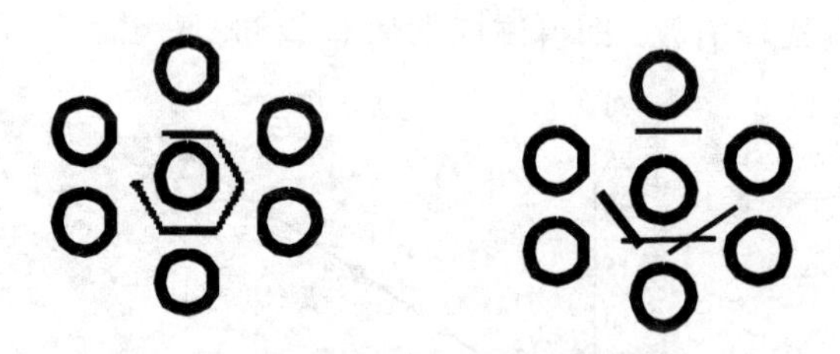

图2 双向扩散结果示意图(梅花孔法)

3. 注意事项

(1)加样时，注意不要将琼脂划破，以免影响沉淀线的形状。

(2)反应时间要适宜。时间过长，沉淀线可解离至假阴性；时间过短，则沉淀线不出现。

(3)加样时抗体、阳性血清及待测标本应各用一支加样器，以免混淆，影响实验结果。

四、火箭免疫电泳

1. 原理

火箭免疫电泳是将电泳与单向琼脂扩散结合的一种免疫技术。将抗体溶入琼脂后制板，在琼脂板的一侧打孔，加入待检样品及不同浓度的标准抗原。电泳时抗原在含定量抗体的琼脂中向正极移动，并形成浓度梯度，在适宜的部位形成火箭状的沉淀峰。沉淀峰的高度与抗原的含量成正比，故可定量测定抗原。

2. 方法

(1)制板：将抗体血清按一定比例与溶化好的1.5 %琼脂在56 ℃水浴中混匀，迅速浇注成2 mm厚的琼脂板。

(2)打孔：待琼脂凝固后，于距玻板一长边10mm处，以3mm孔径打孔器打孔一排，孔距5mm。

(3)加样：取不同浓度的标准抗原及待测抗原各10 μL加入孔中。

(4)电泳：将抗原孔置于负极端，进行电泳(3V/cm)，时间6 ~8 h。

3. 结果判断

(1)标准曲线的绘制：以沉淀峰高为纵坐标，抗原浓度为横坐标，在半对数纸上绘图。

(2)待测抗原含量的测定：量出待测孔沉淀峰高，查标准曲线可查得抗原的相应浓度，乘其稀释倍数即得抗原的含量(图15 -3)。

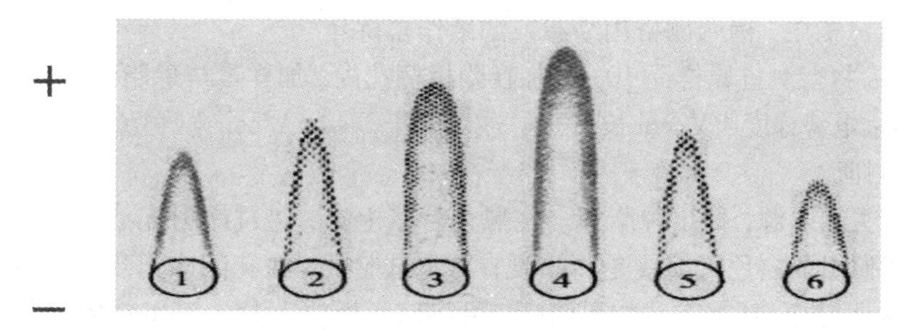

(①②③④为标准抗原；⑤⑥为标本抗原)

图15 -3 火箭免疫电泳图

4. 注意事项

(1)如采用高压电泳时(8 ~10 V/cm)，需配冷却装置。

(2)正式实验前应做预试，调整好抗原、抗体的比例。

(3)待测样本多时为避免先加样孔抗原自由扩散造成电泳后出现孔周扩大的沉淀峰，可先将琼脂放入电泳槽，在10V/cm电泳状态下加样。

(4)搭桥为火箭电泳的关键环节之一，桥宽应与琼脂膜一致。

五、对流免疫电泳

对流免疫电泳(counter immunoelectrophoresis，CIEP)是建立在免疫沉淀反应的基础上，通以电流，使蛋白质抗原、抗体在电场中作定向加速度免疫双扩散，从而加速沉淀的形成。

1. 原理

一般抗体(IgG)的等电点为pH5 ~9，血清蛋白抗原的等电点为pH4 ~5，在pH8.2 ~

8.6的缓冲溶液中，抗体所带负电荷较少，正电荷较多，而且分子在直流电场中易受溶液中负电离子的吸引作用及溶液的电渗作用而向负极迁移；在同样条件下，抗原所带正电荷少负电荷多，分子也较少，电泳迁移快，虽也受电渗影响，但仍向正极泳动，若抗原抗体相对应，则在两者相遇于最适比例形成白色沉淀线，此即为对流免疫电泳的阳性结果（图15－4）。

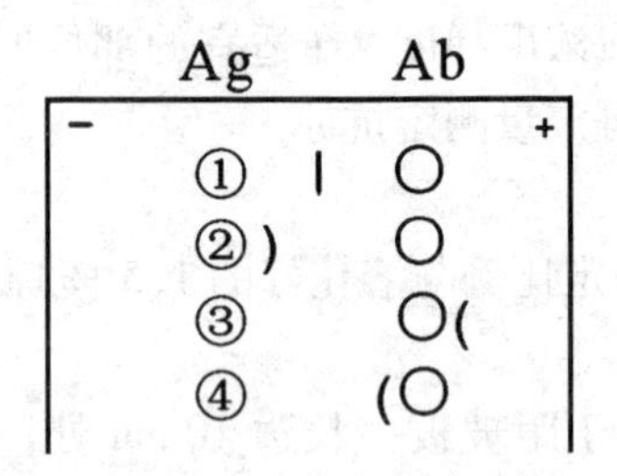

图15－4 对流免疫电泳

2. *方法*

（1）1.5%离子琼脂：取备用的3%琼脂块（蒸馏水配置），加热融化后加入等体积的巴比妥缓冲液，加热混匀备用。

（2）制备琼脂板：以吸管取琼脂4 mL趁热倒在载玻片上，琼脂凝固后即成离子琼脂板，然后按图15－4打孔，用注射器针头挑出孔内凝胶，再用热融琼脂封闭孔底，然后将琼脂板置于电泳槽中，槽两侧搭用纱布或滤纸作盐桥。

（3）加样：将待测抗原样品10 μL加在阴极侧孔内，加样量与琼脂面平。

（4）电泳：电势梯度4 V/cm长（恒压）或者电流3～4mA/cm宽（恒流），电泳0.5～1 h。

3. *结果判断*

电泳毕，关闭电源，取出琼脂板。在黑色背景上方，透过散射光线，首先观察阳性对照组、阴性对照组的白色沉淀线是否出现；再看试验孔，如孔间未出现这样的沉淀线，则该待检血清为阴性血清（沉淀线如不清晰，可将琼脂板放入湿盒35℃或室温数小时。必要时可按常规洗涤、染色）。

4. *注意事项*

（1）本方法宜采用带有适当电渗的琼脂为介质，应注意电渗的方向和强度，电渗作用过强会使多数蛋白质向阴极移动。

（2）如果抗原也是免疫球蛋白，或抗原抗体的扩散率比较接近，这种情况一般不宜做对流免疫电泳。

六、免疫比浊技术

1. *原理*

抗原和抗体在液相中反应，所形成的免疫复合物使液相出现浊度，复合物的量与浊度呈正相关。这种浊度可以反射、散射和吸收入射的光线，使入射光衰减，因此可通过测定透射光衰减（以A值表示）或散射光强度来检测抗原抗体反应。本实验以常用透射比浊法检测人血清IgG为例。在反应系统中IgG抗体过量时，所形成的免疫复合物与血清IgG量呈正相关，而形成的浊度大小与入射光的衰减呈正相关，因此测定A值反映液相中的抗原量，通过参照标准曲线或标准品数值的计算，即可得知待测血清中IgG含量。

2. 方法

(1)系列标准管准备：用生理盐水稀释人IgG标准品，使其浓度分别为5.5g/L、11.0g/L、22.0g/L、44.0g/L(浓度可根据不同制剂略有变动)。取上述IgG标准液10 μL，分放于4个试管中；另取生理盐水10 μL，放于第5只试管中，作为空白对照。分别做好标记。

(2)血清管准备：将待测血清和标准血清均做1∶10稀释(0.1 mL血清+1.0 mL生理盐水)，各取10μl，分放于预先标记的试管中。

(3)抗体制备：用PEG溶液稀释羊抗人IgG抗血清，注意保持适宜的抗体浓度。

(4)抗原抗体反应：向各标准管和血清管中分别加入稀释抗血清，混匀后至35℃水浴30min。

(5)测定：用分光光度计进行测定，使用340nm波长，用生理盐水校正零点。逐次测定各标准管和血清管，准确读取和记录各自的A值。

(6)绘制标准曲线：以4个浓度的IgG标准品的A值为纵坐标，以其分别的IgG含量为横坐标，绘制出标准曲线。

3. 结果判断

(1)各血清管IgG含量可从标准曲线上查得。标准血清的IgG含量应该处于正常参考值的范围以内，否则应考虑实验结果可能有问题。

(2)正常血清IgG参考值8.0~16.0 g/L。

4. 注意事项

(1)由于不同制品羊抗人IgG抗血清的效价不同，所以对每批制品都需要测定最适宜的抗体浓度。

(2)PEG的分子量不同，性质也有所区别；PEG溶液浓度不同所沉淀的免疫复合物也不同，浓度越大沉淀的复合物越小。20g/L浓度只能沉淀较大复合物，40g/L浓度可沉淀较小复合物，但浓度>50g/L，PEG选择性沉淀免疫复合物的特征即行消失。

【实验结果】

1. 环状沉淀实验

	反应现象(沉淀或不沉淀)	结果判断(+或-)
1号试管		
2号试管		

2. 单向琼脂扩散实验

实验孔	1∶10	1∶20	1∶40	1∶80	1∶160	待测
沉淀环直径						
待测血清稀释度						

3. 双向琼脂扩散实验

实验孔	+	-	1	2
沉淀环直径				
实验结论				

4. 火箭电泳实验

实验孔	1	2	3	4	5	6
沉淀环直径						
待测抗原浓度						

5. 对流免疫电泳实验

实验孔	1	2	3	4
沉淀环直径				
实验结论				

6. 免疫比浊技术

实验孔	5.5g/L	11.0g/L	22.0g/L	44.0g/L	待测
沉淀环直径					
待测血清 IgG 浓度					

【思考题】

1. 双向琼脂扩散实验中，测定未知抗体及测其纯度时应选何种打孔模式？三孔模式与梅花样模式适合于何种性质的双扩？
2. 在火箭电泳中，火箭峰逐渐变高且浓度变淡是何原因？应如何调整至正常？
3. 对流免疫电泳与双向扩散比较其优点何在？
4. 血清 IgG 异常时涉及哪些疾病？

实验十六　补体参与的反应

【实验目的】

1. 探讨补体溶细胞作用的发生条件。
2. 了解补体总活性检测的原理、方法及临床意义。

【实验用品】

材料、试剂：溶血素（抗体）、2%绵羊红细胞悬液（抗原）、（豚鼠的新鲜血清）补体、待测血清、生理盐水、巴比妥缓冲液。

器材：离心机、分光光度计、小试管、吸管、35℃水浴箱。

【实验内容和方法】

一、补体的溶细胞作用

1. *原理*

补体是具有酶活性的一组球蛋白，不耐热，56℃ 30min 即被破坏。其作用没有特异性，能与任何抗原抗体复合物结合，但不能单独与抗原或抗体结合。实验室常用豚鼠的新鲜血清作为补体的来源。

当用红细胞免疫动物后，动物免疫血清中即含有特异性抗体（溶血素），若红细胞与相应抗体结合而有补体存在时，则红细胞被溶解，此为溶血反应。本反应通常作为补体结合反应的指示系统。临床上如发生输血错误，也可出现溶血反应。

2. *方法*

（1）取小试管6支，分别标注1、2、3、4、7、8，依次将各成分加入前4支试管中。

溶血反应加样程序1（mL）

试管号	1	2	3	4
2%绵羊红细胞	0.5	0.5	0.5	0.5
溶血素（2个单位）	0.5	0.5	–	–
补体（2个实用单位）	0.5	–	0.5	–
生理盐水	0.5	1.0	1.0	1.5

（2）混匀试管内容物，将4支试管置35℃，45min，观察有无溶血现象，若红细胞溶解，则由红色的细胞混浊液变为红色透明液体。

(3)将不溶血试管的第2、3管低速离心5min，使红细胞沉淀，用滴管将上清液与沉淀物分开(第1管出现溶血，第4管不溶血)。

(4)将第2管上清液用毛细管吸入第7管，将第3管上清液倒入第8管，然后再按表加入各物。

(5)混匀，将第5、6、7、8号试管置35℃，45min后，观察结果。

溶血反应加样程序2(mL)

试管号	2(5)	3(6)	7	8
内容物	第2管沉淀物	第3管沉淀物	第2管上清液	第3管上清液
2%绵羊红细胞	–	–	0.5	0.5
溶血素(2个单位)	–	0.5	–	0.5
补体(2个实用单位)	0.5	–	0.5	–
生理盐水	2.5	2.5	–	–

3．注意事项

(1)实验器材应清洁，残留的某些脂类、变性的球蛋白和酸碱等化学物质均可非特异性结合补体或破坏补体活性。

(2)绵羊红细胞、抗原和诊断血清等试剂均不能被细菌污染。

(3)时间、温度、电解质、酸碱度以及各种成分的剂量等因素均可影响实验结果，所以需对实验的条件和各个环节加以严格控制。

二、补体总活性(CH50)检测

1．原理

绵羊红细胞(SRBC)与相应抗体结合形成的致敏红细胞可激活补体，从而导致SRBC溶解。当致敏红细胞的浓度一定时，在规定的反应时间内，溶血程度与补体的活性成正相关，但不是直线关系，为典型的S形曲线(图16－1)。

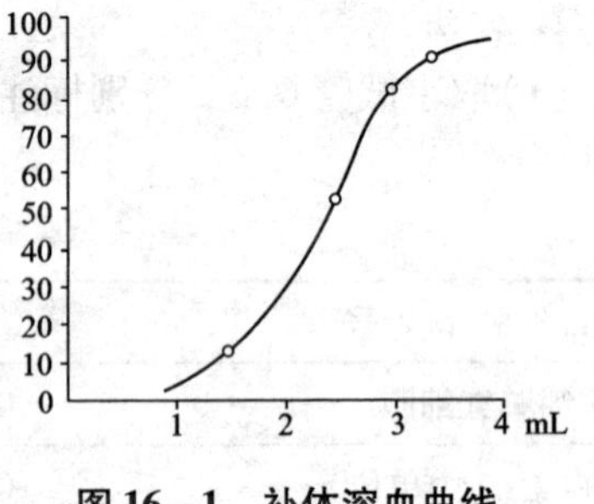

图16－1 补体溶血曲线

在轻微溶血和接近完全溶血时，补体量的变化不能使溶血程度有显著改变，即溶血对补体量的变化不敏感。在半溶血(50%溶血)上下时曲线最陡，即使补体含量仅有较小变动时，溶血程度也会发生较大的改变，也就是说对补体量的变化非常敏感。故采用50%溶血作为终点指标要比100%溶血敏感的多，这一方法称为补体50%溶血试验(complement hemolysis 50% assay)，简称为CH50。

以引起50%溶血所需的最小补体量为一个CH50单位，由此可以计算出待测血清中总的补体溶血活性，以U/mL表示。本方法快速、简便，但敏感性较低，结果易受多种因素的影响。主要用于测定补体经典激活途径的溶血功能，不能测定补体蛋白的绝对值。

2. 方法

(1)制备50%溶血标准管：取2% SRBC悬液0.5 mL，加2.0 mL蒸馏水，使SRBC全部溶解；再加入2.0 mL 1.8% NaCl溶液校正为等渗溶液；最后加入2% SRBC悬液0.5 mL，即成为50%溶血状态；混匀后取该悬液2.5 mL，随试管一起进行温育，便是50%溶血标准管。

(2)按下表所示加入各试剂，混匀，将试管置于35℃，30min。

试管号码	1:20稀释血清(mL)	巴比妥缓冲液(mL)	2U溶血素(mL)	2%羊红细胞(mL)	CH50(U/mL)
1	0.10	1.40	0.5	0.5	
2	0.15	1.35	0.5	0.5	
3	0.20	1.30	0.5	0.5	
4	0.25	1.25	0.5	0.5	
5	0.30	1.20	0.5	0.5	
6	0.35	1.15	0.5	0.5	
7	0.40	1.10	0.5	0.5	
8	0.45	1.05	0.5	0.5	
9	0.50	1.00	0.5	0.5	
10	0.00	1.50	0.5	0.5	

3. 结果判断

计算CH50活性，将各试管2500rpm离心5min，取上清液与50%溶血标准管目视比较，观察溶血程度。取与50%溶血标准管相接近的两管在分光光度计上分别读取光密度值A542nm（0.5cm比色杯，以缓冲盐水作为空白调零），以最接近50%溶血标准管的一管，按下列公式计算CH50活性。

$$CH50 = (1/终点管血清用量) \times 稀释倍数$$

正常参考值为：50～100U/mL。

4. 注意事项

(1)待测血清必须新鲜，如放置室温2h以上，可使补体活性下降。

(2)待测血清应无溶血、无污染等。

(3)绵羊红细胞等试剂均应新鲜配制。

(4)实验器材应该清洁，残留的酸碱等化学物质均可使补体受破坏。

(5)补体的溶血活性可受多种因素的影响，如溶液的酸碱度变化、钙和镁离子增加等可使补体溶血活性降低。

【实验结果】

1. 补体的溶细胞作用

试管1：________________________________

试管 2：________________________________

试管 3：________________________________

试管 4：________________________________

试管 5：________________________________

试管 6：________________________________

试管 7：________________________________

试管 8：________________________________

结论：

2. 补体总活性 CH50 检测

待测血清 CH50 为：

结论：

【思考题】

1. 补体有何生物学功能，实验 1 揭示其何种功能？
2. 试比较三条补体激活途径。
3. 试述血清总补体活性(CH50)的正常值及临床意义。

实验十七　免疫标记技术

免疫标记技术是一种用某些物质（如酶、荧光素、放射性同位素等）对抗体或抗原进行标记（这种标记不致影响抗原抗体之间的特异结合），然后再通过检测标记物来观察抗原抗体反应的实验方法。它的突出优点是可以大大提高实验的敏感性，它既可以对组织标本中的抗原或抗体进行定位鉴定，也可以对样品中的抗原或抗体进行定量测定。按标记物种类的不同，下面分别对免疫酶技术、免疫荧光技术、免疫金标技术进行简要的介绍。

【实验目的】

1. 掌握免疫标记技术的基本原理和类型。
2. 掌握酶联免疫吸附试验的基本原理和临床意义，了解其实验操作技术。
3. 熟悉胶体金免疫层析技术、胶体金免疫渗透实验的原理和操作方法。

【实验用品】

HBV 全套诊断试剂盒、待测血液标本、ANA 诊断试剂盒（荧光免疫法）、HCG 诊断试剂盒（滴金法）、荧光显微镜、孵箱、有盖湿盒、染色缸、吸管、试管、酶标仪、吸水纸、Tip 头、移液器、患者尿液标本、妊娠试纸等。

【实验内容及方法】

一、酶联免疫吸附试验

双抗体夹心法测 HBsAg、HBeAg，双抗原夹心法测 HBsAb、竞争法测 HBeAb、HBcAb。

1. *原理*

酶联免疫吸附试验（ELISA）是将抗体（抗原）包被在固相表面后，按不同的步骤加入待测抗原（抗体）和酶标抗体（抗原），充分反应后用洗涤的方法，使固相上形成的抗原抗体复合物与其他物质分离，洗去游离的酶标抗体（抗原），最后加入底物，根据酶对底物催化的显色反应程度，而对标本中的抗原（抗体）进行定性或定量。

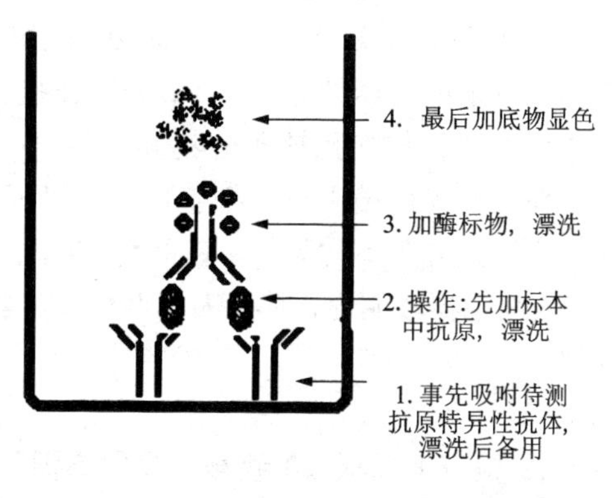

图 17－1 夹心法 ELISA 实验原理

ELISA 的技术类型有多种，常用的有间接法、夹心法和竞争法等，本实验重点介绍夹心法（图 17－1）。

2. 方法

(1)取包被好的反应杯4个，并做好标记1、2、+、-。

(2)加样:将待测标本加入酶标板反应孔中，每孔50 μL，置于35℃作用30 min，弃去孔中液体，灌满洗涤液，静置30 s，弃去孔中液体，于吸水纸上充分拍干，洗5次。

(3)加入酶结合物：每孔加酶结合物，每孔50 μL，置于35℃作用30 min。洗涤，同第2步。

(4)加入底物显色：每孔加显色剂A和显色剂B，各加50 μL，置35℃蔽光显色15 min。

(5)终止反应：每孔加入终止液50μl终止反应，采用最大吸收波长450nm，用酶标仪测定OD值，于20分钟内测定实验结果。

3. 实验结果与判定

(1)肉眼判定：明显显色者为阳性，不显色者为阴性。

(2)酶标仪判定：采用反应底物的最大吸收波长测定OD值，本实验底物为TMB，最大吸收波长为450nm，因此应测定OD_{450}值。

4. 注意事项

(1)加样本稀释液必须使用微量移液器；加入样本后必须混合均匀。

(2)严格控制反应时间，洗板时严格按操作规程进行，每一操作间隔不超过10min。

二、免疫荧光技术

1. 原理

荧光免疫技术是以荧光物质标记的特异性抗体或抗原作为标准试剂，用于相应抗原或抗体的分析鉴定和定量测定。荧光免疫技术包括荧光抗体染色技术和荧光免疫测定两大类。荧光抗体染色技术是用荧光抗体对细胞、组织切片或其他标本中的抗原或抗体进行鉴定和定位检测，可在荧光显微镜下直接观察结果，称为荧光免疫显微技术，或是应用流式细胞仪进行自动分析检测，称为流式荧光免疫技术。荧光免疫测定主要有时间分辨荧光免疫测定和荧光偏振免疫测定等。

间接免疫荧光技术是检测ANA最常用的方法。本次实验以荧光免疫显微技术检测抗核抗体(ANA)为例进行实习。该方法简便、敏感，且可根据核染色形态确定核抗原的类型以小鼠肝细胞或某些培养细胞(如Hep-2)作抗原片，将患者血清加到抗原片上。如果血清中含有ANA，就会与细胞核成分特异性结合。加入荧光素标记的抗人IgG抗体又可与ANA结合，在荧光显微镜下可见细胞核部位呈现荧光。

鼠肝印片细胞分布不均匀，多有重叠，冲洗时易丢失。Hep-2细胞具有核大、有丝分裂旺盛、核内细胞器较明显、具备人源性抗原的特征，对诊断和鉴别不同类型的自身免疫病十分有利。

2. 方法

(1)准备：检查加样板，生物载片恢复室温，标记。

(2)稀释：PBS-Tween缓冲液稀释血清，设阴阳性对照。

(3)加样：加样板放于泡沫塑料板上，加25 μL稀释后血清，至加样板的每一反应区，避免气泡。加完所有标本后开始温育。

(4)温育：将生物薄片盖于加样板的凹槽里，反应开始，室温温育30分钟 。

(5)冲洗：用烧杯盛PBS－Tween缓冲液流水冲洗生物薄片，然后立即将其浸入盛有PBS－Tween缓冲液的小杯中至少1分钟。不必混摇。

(6)加样：滴加20 μL荧光素标记的抗人球蛋白(结合物)至一洁净加样板的反应区，完全加完方可继续温育。荧光素标记的抗人球蛋白用前需混匀并以PBS－Tween缓冲液稀释。

(7)冲洗：用烧杯盛PBS－Tween缓冲液流水冲洗生物薄片，然后立即将其浸入盛有PBS－Tween缓冲液的小杯中至少1分钟。不必混摇。

(8)封片：将盖片直接放于泡沫塑料板凹槽中，滴加甘油/PBS至盖片：每反应区约10 μL。从PBS－Tween缓冲液中取出1张生物薄片，用纸擦干背面和四边。还要擦拭反应区间隙。将生物薄片面朝下放在已准备好的盖玻片上，立即查看并调整使盖片嵌入载片的凹槽中。然后继续下一张。

3. 结果判断

(1)细胞核发黄绿色荧光为阳性染色细胞，不发荧光为阴性。抗原片中出现阳性染色细胞为ANA阳性，否则为阴性。阳性待检血清可作进一步稀释后测定效价。

(2)根据细胞核着染色荧光的图像，可区分为：

①均质型：细胞核呈均匀一致的荧光；

②周边型(核膜型)：细胞核周围呈现荧光；

③斑点型(颗粒型)：细胞核内呈现斑点状荧光；

④核仁型：核仁部分呈现荧光。

⑤混合型：两种以上核染色；

⑥应用细胞片做抗原片可检出着点型(ACA)。

4. 注意事项

(1)PBS－Tween缓冲液在4℃下可存放两周。

(2)根据每次实验的标本量决定需要稀释的FITC标记的抗人球蛋白的量，稀释后可在4℃下可存放1周。

(3)血清或FITC标记的抗人Ig应滴加至加样板上，不能直接滴到载片上。

(4)载片盖到加样板上后，确保反应区与液滴完全接触后，才开始记时温育。

(5)冲洗载片时水流要缓慢，以免冲洗掉基质。载片上的反应区应保持湿润，不要将载片风干。

(6)封片不可用力挤压盖玻片，以免损坏基质。可左右挪动盖玻片以使其正确嵌入载片凹槽里。

(7)封片介质含有荧光稳定剂，应保存在2℃～8℃。封好的载片可于4℃长期保存。

三、金免疫技术

(一)胶体金免疫层析技术

1. 原理

将各种反应试剂分点固定在试纸条上，检测标本滴加在试纸条的一端，通过层析作用使样品在层析材料上泳动，样本中的待测物与试纸条上的试剂发生特异性结合反应，形成的复合物被富集或固定在层析条上的特定区域，无关物则越过该区域而被分离，通过胶体金的显色条带判断实验结果。

2. 方法

取早早孕试纸，将有箭头的一端插入患者尿液→停留 5 ~10 秒后取出→平放在尿杯上→约 3 分钟后看结果。

3. 结果判断

出现两条紫红色的线为阳性，只在质检区出现一条紫红色的线为阴性，不出现为无效。

(二)胶体金免疫渗透技术

1. 原理

选取二株抗 HCG 不同决定簇的抗体其中一株抗 HCG 抗体用胶体金标记，制备成抗 HCG 免疫复合物；另一株抗 HCG 抗体吸附 NC 膜表面形成斑点。当滴加在膜上的标本液体渗滤过 NC 膜时，标本中所含 HCG 被膜上抗 HCG 抗体捕获，其余无关蛋白等滤出 NC 膜片。其后加入的抗 HCG 免疫金复合物也在渗滤中与已结合在膜上的 HCG 相结合。因胶体金本身呈红色阳性反应即在膜中央显示红色斑点，斑点颜色的深浅与标本中 HCG 量呈正相关。

2. 方法

(1)取滴金法反应板平放于实验台上，于小孔内分别标明“T”和“R”。

(2)在“R”孔内滴加抗原参照标准液 6 滴，在“T”孔内滴加尿液标本 6 滴，待完全渗入。

(3)每孔滴加抗 HCG 免疫金复合物液 3 滴于 NC 膜上待完全渗入。

(4)每孔加洗涤液 3 滴待完全渗入。

(5)目测观察结果。

3. 结果判断

(1)抗原参照标准液孔膜上应有清晰的淡红色斑点出现。

(2)若标本滴加孔膜上无红色斑点，或斑点显色浅于参照标准液孔，说明标本中 HCG 含量低于 50mU/ mL；如标本孔斑点深于参照孔，则标本中含 HCG 含量大于 50mU/ mL。

(3)若测定标本为强阳性时，可用洗涤液稀释，按同样的方法测定，稀释至标本斑点与参照孔颜色相当，即可知标本 HCG 含量(50mU/ mL × 稀释倍数)。

【实验结果】

1. 酶联免疫吸附试验

实验结果 1：

阳性对照显　　　　色　阴性对照显　　　　色。

1 号标本显　　　　色，　　　　呈　　　　性。

2 号标本显　　　色，　　　　　呈　　　性。

实验结果 2：

项目	HBsAg	HBeAg	HBsAb	HBeAb	HBcAb
现象					
结果判断					
结论					

2. 荧光免疫技术

1 号：

2 号：

3. 金免疫技术

1 号：

2 号：

【思考题】

1. ELISA 法用于检测抗原和检测抗体的类型各有哪些？各种方法有何特点？其临床应用如何？

2. 简述乙肝两对半的检测指标和各项指标的临床意义。

3. 简述间接免疫荧光技术测 ANA 的临床意义。

4. 试比较胶体金免疫层析技术和胶体金免疫渗透试验的异同。

实验十八　免疫细胞的检测

【实验目的】

1. 掌握外周血单个核细胞的分离纯化。
2. 熟悉E花环实验的原理、方法和应用。
3. 熟悉中性粒细胞功能检测的原理和方法。
4. 熟悉巨噬细胞或白细胞的移动抑制试验的原理方法及意义。
5. 了解白介素-2的生物学活性测定方法。

【实验用品】

材料、试剂：淋巴细胞分离液（比重1.077±0.001）、肝素溶液（用生理盐水配制成500U/mL）、Hanks液、2g/L台盼蓝染液、肝素抗凝的人外周静脉血、白细胞稀释液、绵羊全血、瑞氏染液、0.8%戊二醛溶液、NBT染液（淡黄色）、白色葡萄球菌菌液、布氏杆菌抗原、RPMI1640培养液、凡士林、8%淀粉肉汤、IL-2标准品、待测IL-2样品、CTLL-2细胞株、MTT溶液（5mg/mL）、10%SDS等。

器材：试管、滴管、吸管、无菌干燥注射器、无菌棉球、橡皮止血带、显微镜、血细胞计数板、玻片、水平离心机、解剖显微镜（或低倍显微透射仪）、恒温箱、毛细玻璃管（内径1mm，两端粗细一致，长7~8cm）、平底凹孔玻璃板（凹孔直径2cm）、盖玻片、砂轮、带盖瓷盘、96孔细胞培养板、多头细胞收集器、微量加样器、CO_2孵箱、酶标仪等。

实验动物：布氏杆菌致敏的小鼠。

【实验内容】

一、外周血单个核细胞的分离

1. *原理*

根据各种血细胞的体积、形态、密度和比重均有差异，可将不同的细胞分离。

不同类别人类血细胞的密度：红细胞比重为1.093，多形核白细胞比重1.092，血小板比重约为1.032，单个核细胞比重为1.076~1.090。

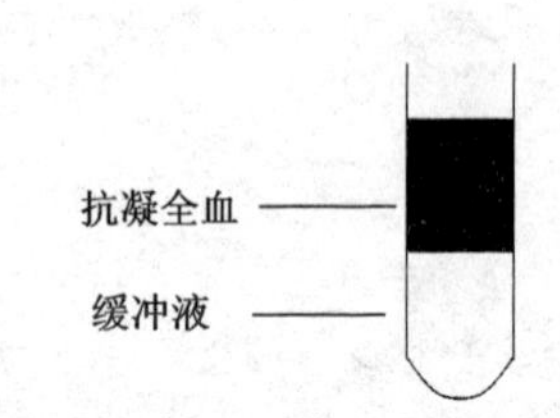

图18-1　Ficoll密度梯度离心法分离单个核细胞示意图1

介于1.075~1.092之间等渗的聚蔗糖-泛影葡胺（ficoll-hypaque）混合液（淋巴细胞分离液），比重为1.077±0.001，进行密度梯度离心。离心后不同比重的血细胞在分离液中呈梯度分布。红细胞和多形核粒细胞密度大于分离液，沉于管底；血小板因密度小而悬浮于血浆中；单个核细胞密度略小于分离液，悬浮于分离液上层与血浆层交界处，呈云雾状白膜层。

2. 方法：

(1)静脉采血 2 mL，室温下，将 2 mL 抗凝血与 2 mL Hanks 液混合。

(2)取分离液 2 mL 置入灭菌离心管内，用毛细吸管将稀释血液 4 mL 沿管壁加入离心管，使稀释血液重叠于淋巴细胞分离液上(分离液与稀释血液体积比例为 1:2)。

(3)配平后将离心管置于水平式离心机内，以 2000rpm 离心 20min。

(4)离心后管内容物从上至下分为四层：

中层为细胞分离液

下层为红细胞和粒细胞

上、中层界面处呈现白色浑浊：即为单个核细胞层。

(5)用吸管插到血浆与分离液的界面处，沿管壁周缘吸出单个核细胞。

(6)置入另一离心管中，加入 5 倍体积的 Hanks 液混匀，1500 rpm 离心 10min。

(7)弃上清，将沉淀细胞振摇重悬后加 Hanks 液。

(8)按上述方法洗涤 2 次。

(9)末次离心后，吸尽上清，再加入 Hanks 液将细胞悬液体积还原至 1 mL。

(10)吸取 20 μL 细胞悬液加 380 μL 白细胞稀释液混匀 2～3min。

(11)吸取细胞悬液滴入血细胞计数板中，充池计数白细胞数。

(12)取 2 滴细胞悬液加 1 滴 2% 台盼蓝染液，5～10 min 后取样作湿片高倍镜检。

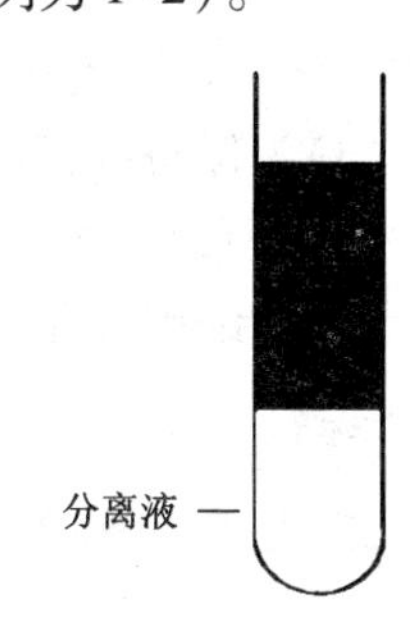

图 18－2　Ficoll 密度梯度离心法分离单个核细胞示意图 2

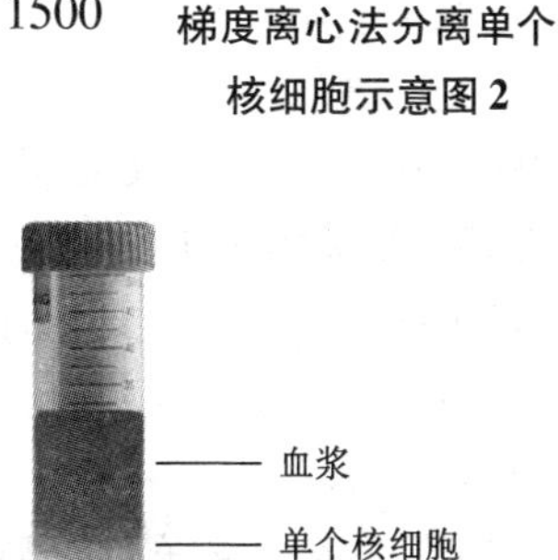

图 18－3　Ficoll 密度梯度离心法分离单个核细胞示意图 3

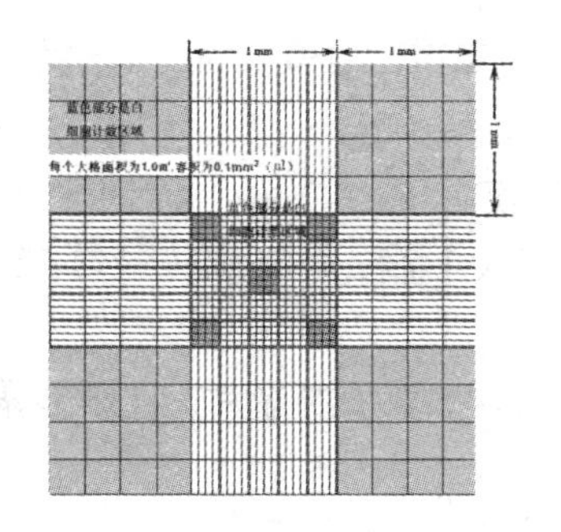

图 18－4　血球计数板计数原理图

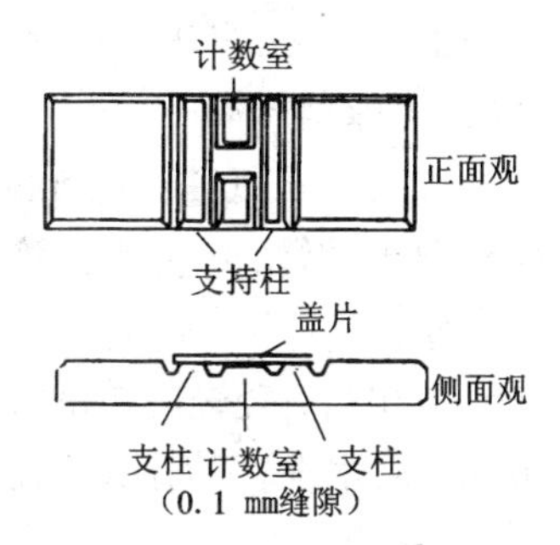

图 18－5　血球计数板构造图

3. 结果判断

(1)淋巴细胞浓度(细胞数/ mL) = 四个大方格内细胞数/4 ×20 ×10 ×10^6

正常值：(0.8 ~4) ×10^9/L。

(2)细胞存活率 = 无色细胞数/细胞总数

计数 200 个细胞，一般活性应在 95% 以上。

4. 注意事项

(1)将血液稀释后分离可降低血液黏稠度和红细胞聚集，提高单个核细胞的回收率。

(2)向分离液管加稀释血液时，应沿管壁缓缓加入，使血液与分离液形成明显界面。注意轻拿轻放，避免冲散界面。

(3)为保持淋巴细胞活性，采血后应在 2h 内分离细胞，尽快完成操作全程。

(4)离心时，离心机转速的增加或减少要注重均匀、平稳，以免影响分离效果。

(5)活细胞排斥染料不被着色，折光性强。死细胞着蓝色，体积略膨大，计数 200 个细胞。

二、E 花环实验

1. 原理

免疫学上用来检测 T 细胞数量的一种实验方法，T 细胞表面具有能与绵羊红细胞(SRBC)表面糖肽结合的受体，称为 E 受体(CD2)。CD2 是一种糖蛋白，相对分子质量为 30 000 ~60 000，已证实 E 受体是人类 T 细胞所特有的表面标志。当 T 细胞与 SRBC 混合后，SRBC 便黏附于 T 细胞表面，呈现花环状。通过花环形成检查 T 细胞的方法，称为 E 花环形成试验。根据花环形成的多少，可测知 T 细胞的数目，从而间接了解机体细胞免疫功能状态，判断疾病的预后，考核药物疗效等。

2. 方法

(1)制备 2% 绵羊红细胞悬液：取绵羊全血，加等体积 Hanks 液稀释，将绵羊全血 2000rpm 离心 5min，吸去血浆层，在管中加 2 ~3 倍的生理盐水用毛细滴管轻轻地反复吹吸混匀，再以 2000rpm 离心 5min，弃上清液，如此反复三次。最后一次可适当延长离心时间至 10min。这样压积后的红细胞，上清液透明无色。弃上清液后，取 0.2 mL 红细胞稀释至 10 mL，按 2∶1 加入灭活小牛血清。

(2)计数后，用 Hanks 液配成 10^8 个/ mL 细胞悬液。

(3)取 0.1 mL 淋巴细胞悬液，加入 0.1 mL 1% SRBC，加 0.2 mL 灭活的小牛血清，混匀后置 35℃水浴 5min。

(4)1000 rpm 低速离心 5min，4℃，2 小时或过夜。

(5)取出试管，吸弃上清液，加 0.8% 戊二醛溶液 1 滴，轻轻旋转混匀，置 4℃冰箱固定 15 分钟。

(6)取出后，轻轻旋转试管，使沉淀细胞重新悬浮，取 1 滴涂片，自然干燥后，瑞氏染色，10min 后水洗，高倍镜下观察。

3. 结果判断

凡能结合 3 个 SRBC 者即为 E 花环阳性细胞。计数 200 个淋巴细胞，算出花环形成细胞百分率。

4. 注意事项

(1)SRBC 最好是新鲜的，一般采血后保存在 Alsever 保存液中，2 周内可以用，超过 2

周 SRBC 与淋巴细胞的结合能力下降。

(2)从采血到测定，不得超过 4 小时，若用分离的淋巴细胞，放置时间也不得超过 4 小时，否则 SRBC 受体会自行脱落。同时用台盼蓝检查活力，活细胞不少于 95%。

(3)计数前应将沉于管底的细胞予以重悬，但只宜轻缓旋转试管，使细胞团块松开即可，不能过猛或强力吹打，否则花环会消失或减少。

(4)要求全部试验在室温(16℃ ~23℃)中进行。

三、中性粒细胞功能检测实验

(一)小吞噬实验

1. *原理*

机体内具有吞噬功能的细胞大致分为两大类，即小吞噬细胞和大吞噬细胞。小吞噬细胞一般指血液中的中性粒细胞，大吞噬细胞则是存在于组织中的巨噬细胞和血液中的大单核细胞。它们构成机体天然防御机能。本实验通过体外细胞的吞噬试验，以证实机体中性粒细胞的吞噬功能。

2. *方法*

(1)仔细消毒后，每个组取 5 mL 静脉血于肝素抗凝管内(轻轻摇匀)。

(2)取 1 mL 抗凝血于 EP 管内，再加入 0.5 mL 备好的葡萄球菌菌液，充分混匀后，35℃水浴 10 min，中途混匀 2 次。

(3)取出 EP 管，用吸管吹打混匀后，取 1 滴“全血 - 白色葡萄球菌混合液”置于洁净载玻片上，推片制成血涂片。

(4)待血片自干后，用瑞氏染液染色。用吸管取瑞氏染液数滴滴于血片染色 1 分钟。然后加等量缓冲液，轻轻晃动混匀，继续染 5 分钟后水洗，用吸水纸吸干后镜检。

3. *结果判断*

油镜检查，先寻找白细胞，观察胞浆中有无吞噬的细菌。如结果正确可见染成紫色的细胞核及被吞噬的细菌，细胞浆则为淡红色(图 18 -6)。

随机计数 100 个中性白细胞，记录发生吞噬和未发生吞噬的白细胞数，计数吞噬细胞百分率。吞噬百分率 =100 个中性粒细胞中吞噬有细菌的细胞数/100，吞噬指数 =100 个中性粒细胞吞噬的细菌总数/100。

吞噬百分率 = 吞噬有细菌的细胞数/计数的吞噬细胞数

人吞噬百分率正常参考值为 62% ~76%。

吞噬指数 = 中性粒细胞吞噬的细菌总数/计数的吞噬细胞数

人吞噬指数正常参考值为 1.32 ~1.72。

4. *注意事项*

(1)要掌握好抗凝剂与血液的比例，否则会使红细胞及白细胞破坏，影响结果的观察。

(2)配好的染液要装瓶塞紧，置二周后使用。

(二)中性粒细胞 NBT 还原实验

细胞生化功能的改变也可以间接地反映有关细胞的非特异免疫功能，本次实验进行中

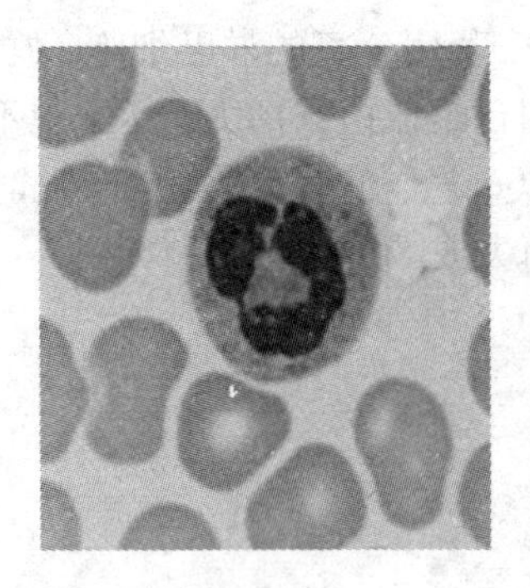
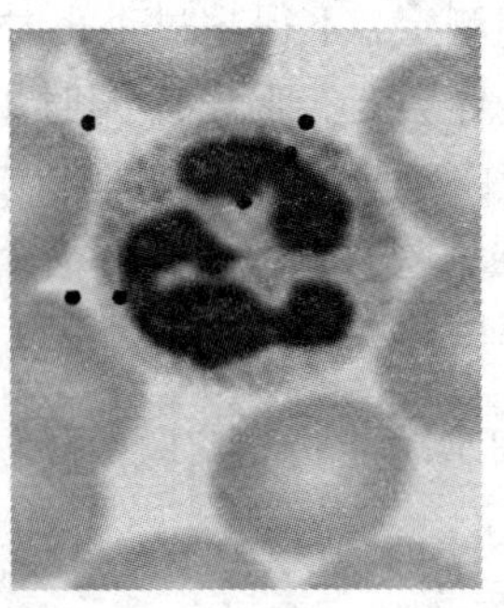

图 18-6 小吞噬细胞图

性粒细胞的硝基四氮唑蓝(NBT)还原试验。

1. 原理

细菌感染时，中性粒细胞能量消耗剧增，耗氧量增加，糖代谢活跃。有氧化还原反应，糖氧化过程中所脱的氢可被吞噬的或渗透到中性粒细胞胞质内的 NBT 染料接受，使淡黄色的 NBT 还原成蓝黑色的甲臜，以折光性强的点状或斑块状颗粒沉积于细胞内。镜下检查 NBT 阳性细胞数量，便可推知中性粒细胞的杀菌功能。

2. 方法

(1)滴加 1 滴肝素抗凝血标本于载玻片上，湿盒内放置 10min，此期间中性粒细胞可黏附于载玻片上。

(2)用生理盐水轻轻冲洗玻片，冲去未黏附的细胞，用吸水纸吸去多余的水分。

(3)滴加 NBT 试剂，置湿盒内 35℃ 反应 20min。取出载玻片，自然干燥。

(4)瑞氏染色，油镜镜检。

3. 结果判断

凡中性粒细胞胞质内含有斑点状或块状的甲臜颗粒(紫黑色)沉积者为 NBT 阳性细胞。

NBT 阳性百分率 = NBT 阳性细胞/计数的中性粒细胞

正常人参考值应在 10% 以下。

4. 注意事项

(1)NBT 染液应过滤，不要残留颗粒。

(2)所用器皿应洁净，避免玻璃表面因素参加 NBT 的还原作用。

(3)单核细胞还原 NBT 的能力很强，在计算 NBT 阳性细胞时应除外。

(4)实验简便、快速、便于重复，但特异性差，易出现假阳性假阴性结果。

四、巨噬细胞移动抑制实验

1. 原理

根据白细胞可以游走的特点，将事先用布氏杆菌致敏的小鼠腹腔渗出细胞置毛细玻璃管中 35℃培养，24 小时后白细胞可从管口向外移动扩散成扇状。若再次遇到相应的抗原时，由于致敏淋巴细胞能释放出巨噬细胞移动抑制因子(MIF)或中性粒细胞移动抑制因子(NIF)，抑制巨噬细胞、中性粒细胞的移动，故白细胞游出毛细管口面积减少。根据此情况计算的移动指数(MI)，可反映机体的细胞免疫水平。因此本实验是检测细胞免疫功能的方法。

2. 方法

(1)动物细胞制备

布氏杆菌致敏的小鼠腹腔注射8%淀粉肉汤0.5 mL，3~4天后将动物处死，向腹腔内注射2 mL Hanks液，无菌取出腹腔渗出细胞。配成10%的细胞悬液(或用Hanks液洗涤2次后，配成8×10^7/mL的白细胞悬液)。

(2)用长针头注射器吸取10%的细胞悬液，装入预先封好一端的毛细玻璃管内(约3/4体积)，每份标本实验组和对照组各装4支，装入各管的细胞悬液应相等。

(3)将毛细管置于离心管中，于水平离心机内，2000rpm离心5分钟后，用小砂轮沿毛细管的细胞-液面之间划痕，小心折断。

(4)将含有细胞的毛细管端沾少量凡士林，置平底凹玻片中固定，加入RPMI1640细胞培养液，实验组培养液中加入相应的抗原，即2×10^6/mL布氏杆菌，对照组使含细胞培养液，加盖玻片，将凹玻片水平置于带湿纱布的瓷盘中，35℃孵育24小时后观察结果。

3. 结果分析

取出凹玻片，用解剖显微镜或低倍显微透射仪测出各毛细管的巨噬细胞或白细胞移动的扇面长短直径，按以下公式计算出移动指数(MI)。

$$MI=\frac{\text{实验组(加抗原)移动直径平均值}}{\text{对照组(不加抗原)移动直径平均值}}$$

$MI<0.8$为阳性，$0.8<MI<1.2$为正常值。

4. 注意事项

(1)在实验中，一批试验用的毛细管口径要相同。

(2)试验中需严格按无菌操作方法进行，不能接触洗涤剂、消毒剂等，以免影响结果。

五、白细胞介素-2 (IL-2)生物学活性测定

1. 原理

IL-2是由Th细胞产生的淋巴因子，在淋巴细胞增殖分化过程中起到非常重要的作用。IL-2活性测定基于IL-2能维持IL-2依赖细胞的代谢和存活，促进这类细胞的增殖。细胞在增殖时能量代谢活跃，可产生大量的能量以供合成多种大分子物质和细胞分裂所需，能量代谢的水平与细胞合成DNA水平基本平行，因此，测定细胞能量代谢的水平可以间接地反映细胞增殖情况。

MTT(四甲基偶氮唑盐)是一种淡黄色的水溶性化合物，活细胞(特别是增殖期的细胞)通过线粒体能量代谢过程中的琥珀酸脱氢酶的作用，使淡黄色的MTT分解产生蓝色结晶状甲臜沉积于细胞内或细胞周围，且形成甲臜的量与细胞增殖程度呈正比，甲臜经SDS作用后可溶解显色。溶解液的光密度值与细胞代谢及IL-2活性正相关。

2. 方法

(1)制备CTLL-2细胞悬液：取生长旺盛的CTLL-2细胞，用1640培养液将细胞洗3次，用完全1640培养液配成2×10^5/mL细胞悬液。

(2)稀释样品和标准品：将待测样品和标准 IL－2 用完全 1640 培养液作一定的倍比稀释。

(3)加样与检测：向 96 孔细胞培养板内加入不同稀释度的样品和标准品(50 μL/孔)，每稀释度 3 个复孔，并设细胞对照。再向各孔加入 50μl 细胞悬液，混匀，置 5% $CO_2$35℃培养 36 h，每孔加入 MTT 溶液 20μl CO_2孵育 6～8 h 后，每孔再加 10% SDS 100 μL，充分混匀，35℃孵箱静放(使甲臜全溶解)。在酶联仪上选波长 570nm 测定 OD 值，将待测样品的 OD 值与标准品 OD 值比较后，求得待测样品的 IL－2 活性单位。

3. 结果判断

将各稀释度的 OD 值按照样品最大增殖 OD 值的百分比换算成概率单位，可将原来呈 S 形的曲线转换成为直线。根据这些点的数据求出各直线的回归方程。再从回归方程求出各样品达 50% 最大增殖时的稀释度，而后按下列公式求出待测样品 IL－2 的活性单位。

计算公式：

$$x = \frac{d}{D} \times a$$

x：待测样品 IL－2 活性单位(μ/ mL)；a：标准参考样品 IL－2 的活性单位(μ/ mL)；

d:待测样品达 50% 最大增殖的稀释度；

D：标准参考样品在 50% 最大增殖的稀释度。

4. 注意事项

(1)MTT 液要现配现用，避免光照，若有蓝色颗粒需过滤后再用。

(2)生物学测定法敏感性高，特异性强，所测 IL－2 是具有生物活性的 IL－2，而不像免疫学测定法所测定免疫反应性 IL－2 蛋白，因此测定的条件和要求要严格按规程。

【实验结果】

1. 外周血单个核细胞的分离

(1)淋巴细胞浓度(细胞数/ mL) =

(2)细胞存活率 =

结论：

2. E 花环实验

花环形成率为：

结论：

3. 中性粒细胞功能检测试验

(1)小吞噬实验

吞噬百分率 =

吞噬指数 =

结论：

(2) NBT 还原实验

NBT 阳性百分率 =

结论：

4. 巨噬细胞移动抑制实验

MI =

结论：

5. IL-2 的生物学活性测定

实验孔	1	2	3	4	待测
OD 值					
50% 最大增殖稀释度					

待测样品 IL-2 活性：

【思考题】

1. 何谓淋巴细胞活力？如何进行检测？
2. 论述 Ficoll 分离法分离 PBMC 的原理是什么？分离时有哪些注意事项？
3. 中性粒细胞趋化功能检测的方法有哪些？
4. 为何 NBT 还原实验可以区别受试者是细菌感染还是病毒感染？
5. 白细胞移动抑制实验有何实际意义？
6. 细胞因子的检测方法有哪些？如何进行方法学评价？

实验十九 临床免疫学检测

一、循环免疫复合物的检测

【实验目的】

熟悉 PEG 法测定 CIC 的原理和方法，了解其临床意义。

【实验原理】

循环免疫复合物(CIC)已证明与许多病理现象有关，临床上常检测 CIC 作为某些疾病及其病理状态的判断参考依据。测定 CIC 的方法很多，这里采用聚乙二醇(PEG)沉淀比浊法。PEG 沉淀法简便，快速，易行，国内已广泛应用。PEG 的分子式为 HO(CH_2CHO)nH，对蛋白质有较强的脱水沉淀作用，用终浓度为 30～40g/L 的 PEG6000 能选择性地沉淀 CIC。将沉淀物溶解后测定其吸光度，即反映沉淀物的含量。

CIC 升高与某些临床疾病的发病有关，例如血清病、SLE、慢性活动性肝炎等。因此检测 CIC 对这些疾病有辅助诊断价值，有助于监视这些疾病的发展，协助判断其疗效和预后，并对探讨Ⅲ型超敏反应性疾病的发病机制有一定意义。

【实验用品】

标本：待测血清。

试剂：pH8.4 0.1mol/L 硼酸缓冲液(BBS)，41g/L PEG 溶液(4.1g PEG6000、NaF 1.0g 溶解于 100 mL BBS 中)。

主要器材：分光光度计(721 或 731 等)、离心机、微量移液器、刻度吸管、试管等。

【实验内容及方法】

1. *方法*

(1)待测血清用 BBS 作 1∶3 稀释，即 0.2 mL 血清加 0.4 mL BBS。

(2)按下表依次加入各液，此时 PEG 最终浓度为 37.3g/L。

PEG 沉淀法试剂加入表

试剂及加入量(mL)	测定管	对照管
1∶3 稀释血清	0.2	0.2
4g/L PEG	2.0	—
pH8.4 BBS	—	2.0

(3)将标本和试剂混匀，置4℃冰箱1h后取出，置室温10～15min。

(4)用分光光度计进行测定，使用495nm波长，测定两管的A值(预热10分钟后用1厘米比色杯进行检测)。

2. 结果判断

待测血清A值=测定管A值-对照管A值。在检测测定管标本A值前，均应先用相应对照管溶液来校正零点。当患者血清测定管A值>正常人血清检测管A值2倍时为阳性结果，表示患者血清中存在免疫复合物。如患者血清测定管A值<正常人血清检测管A值2倍时为阴性结果，表示患者血清中不存在免疫复合物。

3. 注意事项

(1)PEG的分子量和浓度与实验结果相关。不同浓度的PEG可沉淀不同分子量的免疫复合物，2% PEG只能沉淀较大分子，4% PEG能沉淀较小的CIC，但浓度超过5%则选择性沉淀CIC的特性即行消失，可能导致假阳性结果。

(2)实验温度对结果有影响。4℃时CIC沉淀最佳，室温每升高1℃，A值下降0.02。

(3)低密度脂蛋白、高γ球蛋白血症或脂肪含量过高，可使浊度增加，故应空腹抽血。

(4)标本陈旧或反复冻融等因素均可影响检测结果，故受检血清一定要保持新鲜。置4℃冰箱保存不能超过3天，以防血清污染及聚合IgG形成；如于-20℃保存，有效保存时间可适当延长。

(5)本法受试剂、设备、室温等实验条件的影响较大，故每个实验室最好在恒定条件下自行制定正常范围。检测100例以上健康人血清，取其测定值的平均数，即可作为本室CIC的正常值。也可采用热聚合人IgG(AHG)为标准品，但AHG对免疫复合物的代表性有限，实验结果有偏差。

【实验结果】

	测定管	对照管
495nm吸光度测定值		
结　果		

【思考题】

1. 简述PEG比浊法的注意事项？
2. 简述循环免疫复合物检测方法的评价标准？

二、皮肤超敏反应

【实验目的】

1. 通过试验，掌握超敏反应的条件、机制及其表现。

2. 通过人体皮肤超敏反应，熟悉检测人类细胞免疫状态的方法。

【实验原理】

变态反应是免疫反应超过正常生理范围，机体发生生理功能紊乱或组织损伤的病理性免疫反应。根据发生机制和临床表现分为四型，即Ⅰ、Ⅱ、Ⅲ、Ⅳ型。

皮肤超敏反应是Ⅳ型变态反应试验，其利用结核杆菌素或PHA皮下注射，若受试者经受过结核菌感染，即可引起局部淋巴细胞浸润为主的急性炎症，注射局部出现红肿、硬结。如受试者细胞免疫正常，24小时左右可引起局部淋巴细胞聚集浸润并出现皮肤局部反应。

【实验用品】

材料、试剂：旧结核菌素（OT）（或结核菌素纯蛋白衍生物，PPD）、植物血凝素（PHA）。2%碘酒、75%乙醇、生理盐水等。

器材：注射器、结核菌素注射器、乙醇棉球、无菌棉签。

【实验内容及方法】

（一）结核菌素试验

1. 方法

在前臂掌侧以酒精棉球常规消毒皮肤，皮内注射1∶2000的OT 0.1 mL（或用PPD0.1 mL），以形成明显皮丘为宜。于注射48～72 h后观察局部反应并记录。

2. 结果判断：

（1）阳性反应：注射局部出现红肿、硬结，直径在0.5～1.5cm。

（2）强阳性反应：注射局部出现红肿、硬结直径>1.5cm，局部反应强烈，可出现水疱或溃疡。

（3）阴性反应：注射局部无明显反应或红肿硬结<0.5cm，且迅速消退。

3. 注意事项

（1）已明确为活动期结核者，特别是婴幼儿慎用或不用该法。

（2）常规试验阴性者，最好再分别用1∶1000与1∶100的OT皮试，若仍为阴性，最后即可判定阴性。

（二）PHA皮肤试验

1. 方法

在前臂掌侧1/3处，以乙醇棉球常规消毒皮肤，皮内注射PHA 0.1 mL（含10 mg）。注射后24 h左右记录结果。

2. 结果判断

（1）阳性：红肿硬结>1.5cm，表示免疫功能正常。

（2）弱阳性：红肿硬结直径在0.5～1.5cm。

（3）阴性：无明显变化。

3. 注意事项

(1)PHA 用量应做预试，不同产地及批号可有差异，应找出合适剂量。

(2)该法可与其他细胞免疫测定方法同时进行，以便综合分析判断。

(三)点刺试验

点刺试验是将抗原导入皮肤更浅表水平的一种简便的皮肤试验。如图 19－1：

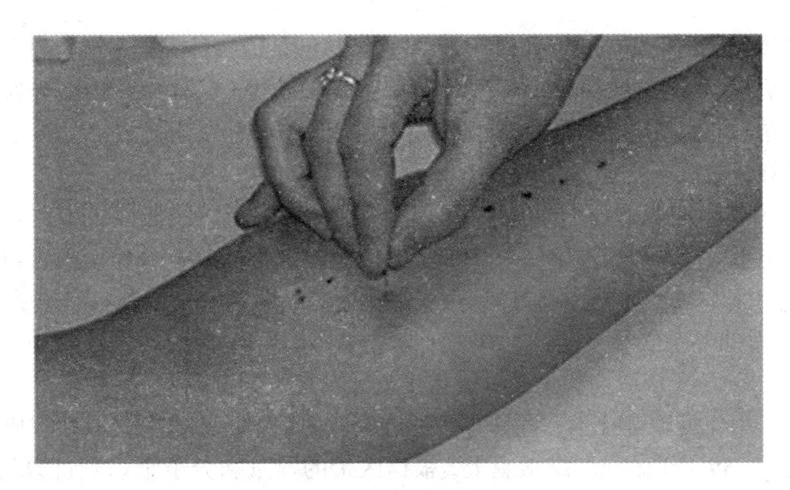

图 19－1　点刺图

点刺试验是在受试者前臂屈侧经消毒的皮肤上，滴一滴变应原浸液，然后用消毒的点刺针在滴有抗原的皮肤中央进行点刺。点刺针是定型设计的，针长 3cm 左右，端部针尖长 1mm，以柄肩限制针刺皮肤的深度。用该针在皮肤上垂直压破表皮，1 s 后将针提起，使测试液直接与皮肤内的致敏细胞接触而引发反应，出现风团和红晕。20 min 左右观察结果。试验时应同时作阴性对照和阳性对照。

点刺试验的优点如下：①运用点刺试验，受试者几乎没有疼痛，小儿患者也能接受，且快速、简便，适合于一次进行多个变应原的测定；②点刺针若操作正确，皮肤不会出血，而且深度一致，易于自身或异体对照；③不会出现非特异性的皮肤反应，具有特异性高、重复性和对比性好等优点，并且点刺试验几乎不会出现全身反应；④由于点刺试验不向皮内用力推入皮试液，避免了对皮肤的刺激，所以假阳性结果很少，与其他检测特异性变应原的试验符合率较高，因此，有替代皮内试验法的趋势；⑤但由于点刺试验敏感性较皮内试验差，因而所需用的变应原浓度比皮内试验高出 100 倍。

【思考题】

1. 试论述 I 型超敏反应发生的机制。

三、抗核抗体的检测

【实验目的】

通过试验，掌握抗核抗体的检测方法和结果分析。

【实验原理】

抗核抗体(antinuclear antibody，ANA)又称抗核酸抗原抗体，是一组将自身真核细胞的各种成分脱氧核糖核蛋白(DNP)、DNA、可提取的核抗原(ENA)和RNA等作为靶抗原的自身抗体的总称，能与所有动物的细胞核发生反应，主要存在于血清中，也可存在于胸水、关节滑膜液和尿液中。

ENA是细胞内许多小分子的RNA和多肽组成的非组蛋白的酸性核蛋白颗粒。ENA主要包括Sm、RNP、SSA、SSB、Jo-1、Scb-70等抗原。不同的自身免疫病可以产生不同的抗ENA抗体。ENA抗体的检测对自身免疫性疾病的诊断和鉴别诊断具有重要意义。

由于ENA的复杂性及多样性，故测定方法繁多。ENA常用的方法有免疫荧光法、放射免疫法、ELISA、免疫双向扩散、对流免疫电泳及免疫印迹技术等。

本实验采用免疫印迹技术，将具有多种抗原性的细胞核盐水可提取性抗原(ENA)经凝胶电泳分离后，转印于硝酸纤维素膜上，根据区带的数量和分子量识别抗原的表位，进而检测相应的ENA抗体。由于该试验不需纯化的单个抗原，可在同一固相上作多项分析检测，灵敏度高，特异性强，故已广泛用于自身免疫病患者血清中多种自身抗体的检测。

【实验用品】

患者血清、可提取性核抗原自身抗体谱检测试剂盒、离心机、摇床。

【实验内容及方法】

1. 方法

(1)取出反应槽，每槽加入0.5 mL洗涤液。

(2)加样，将待测血清10 μL加入反应槽中，充分混匀。

(3)孵育，缓慢摇动于35℃作用30 min。

(4)洗涤，弃去反应槽内液体，在吸水纸上拍干，用洗涤液洗涤4次，每次1 mL，洗涤1 min。

(5)加入酶结合物：每槽加入0.5 mL洗涤液，酶结合物20 μL，混匀，缓慢摇动于35℃作用30 min。洗涤，同第4步。

(6)加入底物显色：每槽加显色剂A和显色剂B，各加0.5 mL，室温反应10 min。

(7)终止反应：每槽加入终止液0.5 mL终止反应，1 min后弃去液体，用自来水洗涤数次，取出膜条，用吸水纸吸干。

(8)根据图谱，判断实验结果。

2. 结果判断

阴性：不显色　　阳性：显色

正常参考值：阴性。

阳性结果临床意义：

(1)抗 Sm：是系统性红斑狼疮(SLE)的血清标记抗体，阳性可达30%左右。

(2)抗 rRNP：是 SLE 的又一血清标记抗体，阳性率10%。

(3)抗 u1RNP：在混合性结缔组织病(MCTD)中阳性率高达95%以上。在 SLE 中，该抗体阳性与雷诺氏现象有关。

(4)抗 SSA：在干燥综合征(SS)中阳性率为60%，也可见于其他多种自身免疫性疾病，包括 SLE(35%)、硬皮病、多肌炎和类风湿关节炎等疾病，该抗体阳性也可引起亚急性皮肤狼疮的皮损，与 SLE 的广泛光过敏性皮炎也相关，IgG 类抗 SSA 抗体通过胎盘可引起新生儿狼疮综合征，个别因抗体与心脏的传导系统相结合，可造成先天性心脏传导阻滞。

(5)抗 SSB：是干燥综合征的血清标记性抗体，阳性率达40%左右。

(6)抗 Jo-1：是多发性肌炎(PM)和皮肤炎(DM)的血清标记性抗体，在 PM 中阳性率达25%。该抗体阳性患者常会出现肌炎、肺部间质性病变及关节炎等症状，易被临床误诊为慢性肺部感染或类风湿关节炎。

(7)抗 Scl-70：是全身性硬皮病(PSS)的血清标记性抗体，阳性率达43%。

(8)DE：仅见于 MCTD 患者中。

(9)抗 DM-53：仅见于皮肌炎(DM)患者。

(10)抗 RA-54：仅见于类风湿关节炎患者，阳性率14%。

【思考题】

1. 简述免疫印迹技术的实验原理和方法。
2. 何谓自身免疫病？简述其发病机制。

四、尿中本-周蛋白检测

【实验目的】

掌握尿中本-周蛋白的检测方法。

【实验原理】

本实验以热沉淀法对尿中本-周蛋白进行定性检测，本-周蛋白又称凝溶蛋白，具有特异的热凝固物理化学特性，在一定的 pH 条件下，加热至40℃~60℃时可发生凝固，温度升至90℃~100℃时沉淀消失，当温度降低恢复至40~60℃时又可重新凝固。

热沉淀法实验操作简单，实验条件容易满足，是临床本-周蛋白经典的初筛实验方法，尤其适合不具备免疫法设备的基层医疗机构，但其特异性及敏感性较差，结果容易受诸多因素影响，故对于初筛阳性结果的尿样本，还需采用免疫电泳法进行确认试验。

【实验用品】

待测尿标本：新鲜 24 h 尿或晨尿 20 mL。

200g/L 磺基水杨酸溶液：取磺基水杨酸 20g，加去离子水至 100 mL。

2mol/L 乙酸盐缓冲液溶液(PH4.9)：取乙酸钠 17.5g，加冰乙酸 4.1 mL，再加去离子水至 100 mL，调整 PH 至 4.9。

【实验内容及方法】

1. 方法

(1)尿蛋白定性检查(磺基水杨酸法)：取小试管 2 支，分别标记为实验管和对照管，各加入待测尿样本 4 mL；接着往实验管滴加磺基水杨酸溶液 1～2 滴，对照管不滴加试剂作为空白对照；观察实验管，如果不显混浊，仍呈清澈透亮，可认为尿样本中本－周蛋白阴性。如果实验管出现混浊，即阳性反应，则进行下一步本－周蛋白检测。

(2)本－周蛋白定性检查：另取上述阳性反应的尿样本 4 mL 置于新的两试管中(实验管和对照管)，实验管加入乙酸盐缓冲液溶液 1 mL，对照管不加试剂，混匀后，放置恒温水浴锅中 56℃水浴 15 min。如观察到试管出现混浊或沉淀时，将试管置于沸水中煮沸 3 min，再观察试管中混浊或沉淀的变化。

2. 结果判断

观察加热实验过程中，试管中溶液是否出现混浊或沉淀的改变来判断本－周蛋白阳性。①水浴出现的混浊或沉淀经煮沸后，混浊变清、减弱或沉淀减少，提示本－周蛋白阳性；②水浴出现的混浊或沉淀经煮沸后，混浊增加或沉淀增多，提示尿样本中含有其他蛋白，应将试管从沸水中去除，进行过滤，然后取滤液观察，如温度下降后出现混浊，煮沸后变透明，提示本－周蛋白阳性。

3. 注意事项

(1)尿液应新鲜，否则因白蛋白、球蛋白分解变性而干扰试验。

(2)混浊尿不能用，应离心沉淀，取上清尿液做试验。

(3)如尿样本中含过多的本－周蛋白，在 90℃以上不易完全溶解，故需与对照管比较，也可将尿液稀释后再测。

(4)煮沸过滤法除去尿中白、球蛋白时，动作要迅速，并需保持高温，否则本－周蛋白也会滤去。

【实验结果】

	测定管	对照管
结　果		

【思考题】

1. 本－周蛋白热沉淀反应是在酸性环境中进行的，如果因强碱性尿样本引起反应 pH

偏高影响反应结果，应如何处理？

2. 煮沸过滤去尿中白、球蛋白等杂志蛋白干扰时，需要保持高温，迅速操作，不易掌握，因过滤过程中温度降低出现本－周蛋白析出而被过滤掉，从蛋白质分离技术方法入手，讨论此步骤是否应进行改良、并阐明理由。

五、梅毒反应素检测

【实验目的】

掌握梅毒反应素两种检测法的原理和方法。

【实验原理】

梅毒是由(苍白密螺旋体苍白亚体梅毒螺旋体)引起的性传播疾病，根据所用抗原不同，梅毒血清试验分为两大类：非梅毒螺旋体抗原血清试验和梅毒螺旋体抗原血清试验。其中非梅毒螺旋体抗原血清试验，是用心磷脂作抗原，测定血清中抗心磷脂抗体，亦称反应素；梅毒螺旋体抗原血清实验用活的或死的梅毒螺旋体或其成分来作抗原测定抗螺旋体抗体，这种实验敏感性和特异性均高，一般用作证实试验。

本实验以 RPR 法和 USR 法对梅毒反应素进行检测，用于梅毒的筛选和定量实验。

【实验用品】

待测患者血清。

RPR 试剂盒：RPR 试剂、无斜面专用针头、RPR 试验专用卡片、阳性参考血清、RPR 试验反应参考照片。

TRUST 检测试剂盒：TRUST 抗原悬液、阳性对照血清、阴性对照血清、试验专用卡片、专用滴管及针头。

【实验内容及方法】

(一)梅毒血浆反应素快速卡片实验(Rapid Plasma Reagin Card Test fou Syphilis，RPR)

1. 原理

用 VDRL 抗原重悬后，吸附在特制的活性炭颗粒上，这种含炭颗粒抗原，可以和血清中的抗心磷脂抗体起反应，在白色纸卡上形成肉眼可见的黑色凝集颗粒。

2. 方法

(1)血清定性试验

①吸取待检血清或血浆 50 μL 加在卡片圈内，并将血清扩展到整个圈内。

②将盒内 RPR 抗原悬液轻轻摇匀，拧开上盖，套上专用针头，垂直向每个待检血清圈内加 1 滴(约 17 μL)抗原。

③用 RPR 旋转器(100rpm)转动 8 min 后立即在明亮光线下肉眼观察结果。

④定性试验阳性者，需作定量试验。

(2)血清定量试验

血清用生理盐水稀释后(原血清、1∶2、1∶4、1∶8、1∶16、1∶32)吸取每个稀释度血清50 μL加在卡片圈内，按定性试验操作进行测定和判断结果，如血清滴度高于1∶32，应将血清继续稀释至1∶64，1∶128，1∶256稀释度，总之以最高稀释度的血清出现阳性或弱阳性反应者作为该血清的滴度。

3．结果判断

摇完卡片后在3 min内按反应参考照片判断。

(1)阳性反应(+++~++++)：可见中等或大的黑色凝集块。

(2)弱阳性反应(+~++)：可见散在的小黑色凝集物。

(3)阴性反应(-)：无颗粒凝集，或仅见有粗糙炭颗粒集于中央。

4．注意事项

(1)本实验在23℃~29℃环境中进行，如在低于20℃或高于30℃环境中做实验，出现弱阳性或可疑者，应在规定的室温中进行复试，以排除因室温可能引起的假阳性反应。

(2)摇完卡片后应在3 min内观察结果，因随时间延长，其反应性可逐渐增强。

(3)使用专用针头滴加试剂时应采取垂直位置，使每滴大小均匀一致，且针头只能用作滴抗原用，不能用来吸取血清或作它用。

(4)本试剂盒应视为有传染性物质，应按传染病实验室检查规程处理。

(二)甲苯胺红不加热血清实验(TRUST)

1．原理

采用VDRL抗原重悬于含有特制的甲苯胺红溶液中，这种抗原可以和血清中的抗心磷脂抗体起反应，在白色纸卡上形成肉眼可见的红色凝集物。

2．方法

(1)血清定性试验

①分别吸取50 μL梅毒阳性对照和阴性对照均匀铺加在纸卡的两个圆圈中。

②吸取待检血清或血浆50 μL置于纸卡的另一圆圈中。

③用专用滴管及针头垂直分别滴加TRUST试剂1滴于上述血清中。

④按每分钟100转摇动8 min，肉眼观察结果。

(2)血清定量试验

血清用生理盐水倍比稀释，然后按定性方法进行实验，以呈现明显凝集反应的最高稀释度作为该血清的凝集效价。

3．结果判断

(1)阳性反应(+++~++++)：可见中等或较大的红色凝聚物。

(2)弱阳性反应(+~++)：可见较小的红色凝聚物。

(3)阴性反应(-)：可见均匀的抗原颗粒而无凝聚物。

4．注意事项

(1)本试验在23℃~29℃条件下进行。

(2)TRUST试剂使用前应充分摇匀。

【实验结果】

1. RPR 实验

实验孔	阳性对照	阴性对照	患者血清
定性实验			
定量实验（效价）			
结论			

2. RPR 实验

实验孔	阳性对照	阴性对照	患者血清
定性实验			
定量实验（效价）			
结论			

【思考题】

1. 试述梅毒的传播途径和临床表现。
2. 试述梅毒血清学试验的方法分类及应用。

实验二十 综合性实验——抗血清的制备

适量抗原经合适的途径注射动物，能激发动物产生免疫应答，使其B细胞分化成浆细胞，产生特异性抗体并释放入血。当血中抗体达到一定效价时采血，即可获得特异性免疫血清(通常称之为抗血清)。由于抗原分子具有多种抗原决定簇，可分别激活具有不同抗原识别受体的B细胞产生相应的抗体，即多克隆抗体(polyclonalantibody)。目前人工制备的特异性抗体有多克隆抗体，单克隆抗体和基因工程抗体等。抗体是免疫学实验中常用的材料，已知的诊断血清(抗体)常用于对抗原的分析鉴定和定量检测。

针对某种抗原制备特异性抗血清是免疫学的基本技术之一。根据抗原的生物学和理化特性，可用不同的方法制得高纯度的免疫原；再进行不同形式的处理(例如加入佐剂)，可使其具有更强的免疫原性。

本试验以伤寒沙门菌H抗原和O抗原、绵羊红细胞(SRBC)和人全血清为免疫原，以家兔为免疫动物，制备兔抗伤寒沙门菌、兔抗SRBC和兔抗人血清的免疫血清。要求学生初步学会免疫原和佐剂的制作及免疫血清制备的基本方法，了解其意义和应用，熟悉动物实验的基本知识。

一、实验动物学

(一)实验动物的抓取

如图20－1、图20－2所示抓取目标动物。

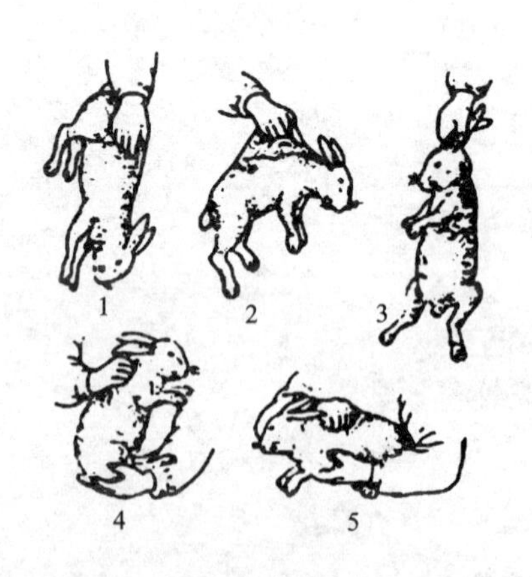

1、2、3为不正确的抓取方法；1易伤两肾。2易造成皮下出血。
3可伤两耳。4、5为正确的抓取方法；抓住左颈后皮肤。并用手托起。

图20－1 抓兔方法

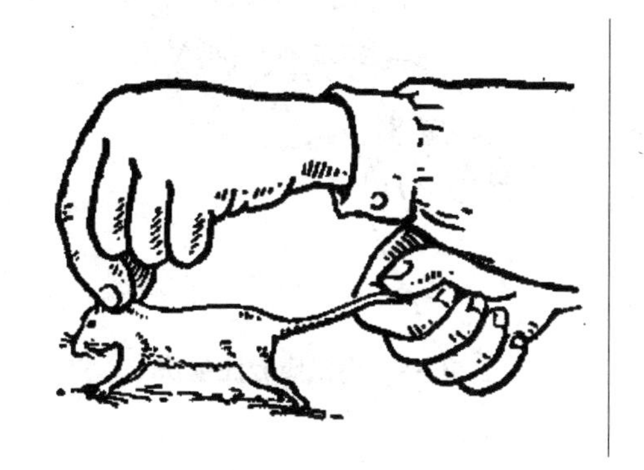

图 20－2　抓鼠方法

（二）实验动物编号

左前腿上部为1，左腰部为2，左后腿为3，头部为4，背部为5，尾基部为6，右侧从前至后依次为7、8、9（图20－3）。红色表示十位数，用黄色表示个位数。免疫前用金属编号牌固定兔耳，或用染料涂沫在动物的背部，作出明确的标记。

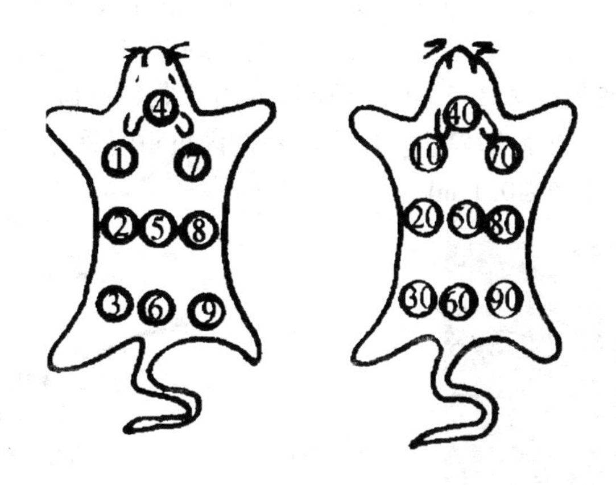

图 20－3　实验动物编号方法

（三）实验动物注射方法

1．家兔注射方法

家兔可以分别尝试皮下（脚掌）、皮内、耳静脉、肌内注射。

2．小鼠腹腔注射

以左手抓住动物，使腹部向上，右手将注射针头于左（或右）下腹部刺入皮下，使针头向前推0.5～1.0cm，再以45度角穿过腹肌，固定针头，缓缓注入药液，为避免伤及内脏，可使动物处于头低位，使内脏移向上腹（图20－4）。

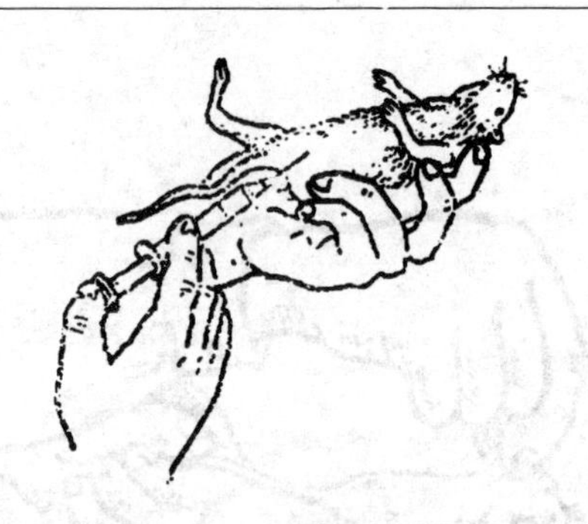

20－4　小鼠腹腔注射法

(四)实验动物的采血方法

1. 小鼠的采血方法

(1)尾部采血：需血量少时可用此方法。将小鼠放在有开孔的离心管内，显露尾部，用注射器进行采血或直接截断尾部，每鼠得血一般不超过 2 mL(图 20－5)。

(2)小鼠眶眦采血：将毛细管折断，使其断口锋利。采血时，左手拇指和示指抓住鼠两耳之间的皮肤使鼠固定，并用中指配合，轻轻压迫颈部两侧，阻碍静脉回流，使眼球充分外突，提示眼眶后静脉丛充血。用毛细管的断口，右手拇指、示指和中指握住毛细管，将其尖端插入内眼角与眼球之间，轻轻向眼底方向刺入约 2～3mm，手指旋转捻动毛细管以刺破静脉丛，鼠血顺毛细管流入 1.5 mL 无菌离心管中，收集鼠血(图 20－6)。采血结束后，拔出取血管，放松左手，出血即停止。用本法短期内可重复采血。小鼠一次可采血 0.2～0.3 mL，大鼠一次可采 0.5～0.1 mL。

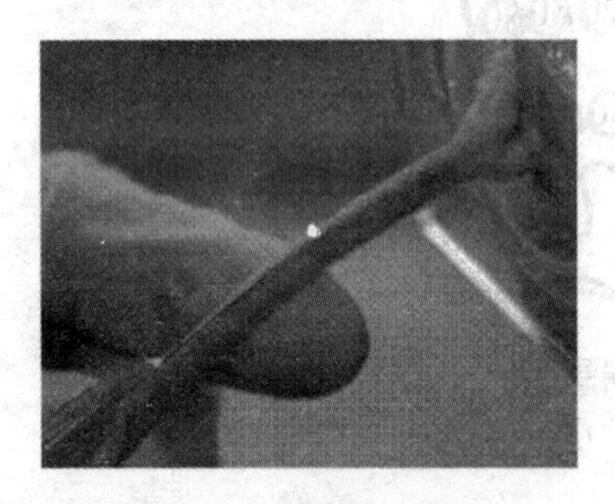

20－5　小鼠尾部采血法

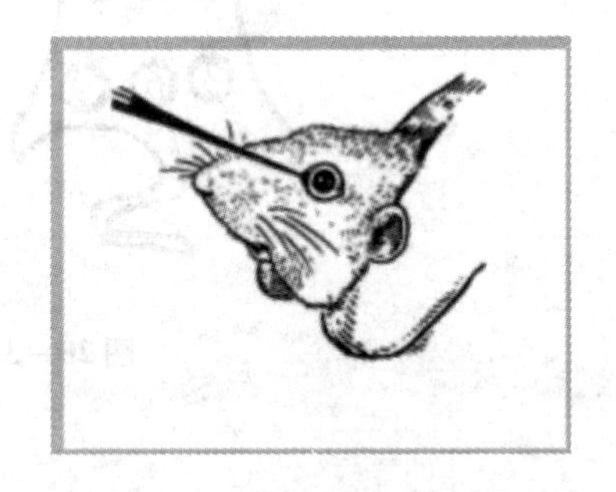

20－6　小鼠眶眦采血法

2. 家兔的采血方法

(1)耳静脉采血法

家兔可用耳中央静脉，山羊可用颈静脉。这种放血法可隔日一次，有时可采集多量血液。如用耳静脉切开法，一只家兔可采百余毫升血液(用颈动脉放血最多可获 70～80 mL，一般只有 50 mL 左右)。用颈静脉采集绵羊血，一次可放 300 mL，放血后立即回输 10% 葡萄糖盐水，3 天后仍可采血 200～300 mL。动物休息一周，再加强免疫一次，又可采血二次。

采血步骤：将家兔置于兔固定箱内(图 20－7、图 20－8)，对家兔进行耳静脉抽血，此法用于小量抽血，验血测抗体效价，以便决定加强免疫或放血，与耳静脉注射方式相反。

注意：从耳缘静脉抽血前，最好先用二甲苯涂擦耳缘背部，使充血便于进针。助手必须捏住兔耳根直至抽血完毕。

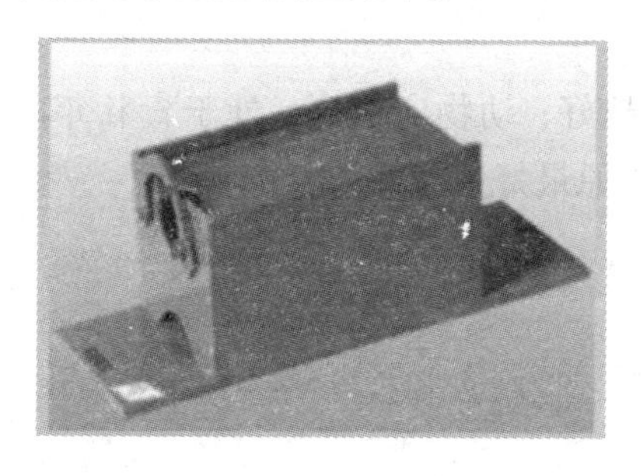

20－7　家兔固定盒

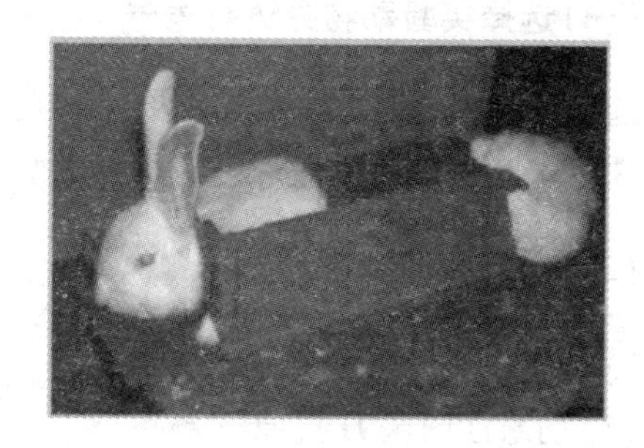

20－8　耳静脉采血家兔固定法

(2)心脏抽血采血法

可用于家兔、豚鼠、大鼠、鸡等小动物。采血技术应熟练，穿刺不准容易导致动物急性死亡。

采血步骤：家兔固定(仰卧)——准确找到心脏部位——剪毛(心脏部位)——消毒——进针(50 mL 注射器接带硅胶管的12号针头)抽血，抽至50 mL，从硅胶管接头处取下注射器，拔针头，将血液注入100 mL 无菌空三角瓶，再重复上述操作继续抽血，直至抽完。

(3)颈动脉放血：是最常用的方法，对家兔、山羊等动物皆可采用(图20－9)。在动物颈外侧做皮肤切口，拉开皮肤后可见斜行的胸锁乳突肌，将此肌钝性分离并推向后方，即可见到淡红色有弹性的总动脉。将此动脉轻轻游离(连同与之同行的迷走神经)，用丝线将远心端结扎，近心端用止血钳夹住，另一止血钳夹住动脉迷走神经，用以固定。沿结扎处剪断血管，用固定止血钳将断端放入瓶口，慢慢打开夹持的止血钳，动脉血立即喷射入瓶。如此放血的速度快，动物死亡也快，取血量略少于其他放血法。如在放血大约总量的一半时，暂时将动脉夹住片刻，再继续放血，得血量可以多些。

采血步骤：家兔固定(仰卧，身体及头部固定)——剪毛(颈部)——找颈动脉管[消毒——剖开颈部；开皮、膜、肌肉，找到气管两边的颈动脉管(桃红色，有脉动)]——小心分开动脉上的肌肉、神经(2条，白色)等——开口——放血，接入100 mL 无菌空三角瓶。

注意：看到气管，停用所有锐器，可用止血钳、钝玻棒。注意不要剪破毛细动脉管!!!

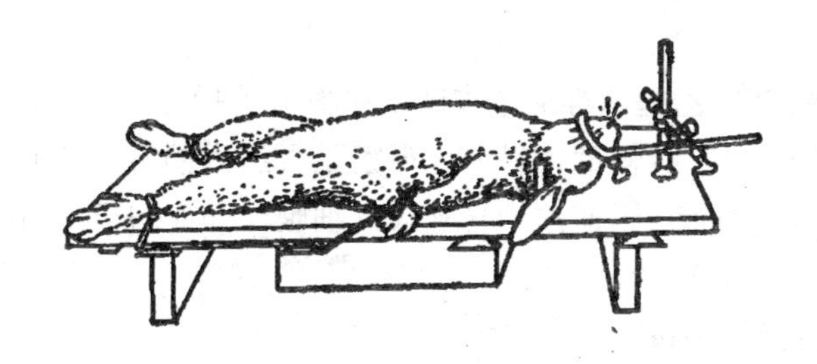

20－9　颈动脉放血家兔固定法

二、抗血清的制备

(一)选择实验动物并进行编号

选择动物时，动物种系与抗原来源的差异越远越好；动物应健康，处于青壮年时期；无特殊要求时最好为雄性。因有个体差异，故每种抗原最好免疫2~3只动物。

(二)免疫原的制备

1. 制备伤寒沙门菌抗原的制备

(1)伤寒沙门菌H抗原

1)接种经鉴定的伤寒沙门菌H90l菌株至普通琼脂平板内，35℃培养16~24h，挑选典型光滑型菌落转种至普通琼脂斜面，35℃培养18~24h。

2)加5 mL无菌肉汤至接种有细菌的普通琼脂斜面上，静置5~10min，搓动试管，制成细菌悬液。

3)将细菌悬液种于15cm琼脂平板内，尽量铺平于培养基表面(可用涂布棒涂布)，35℃培养16~24h。

4)用适量无菌0.4%甲醛生理盐水冲洗刮取菌苔，移入无菌三角瓶内，置35℃水浴24h，固定杀菌。

5)取少许经甲醛生理盐水处理的菌液接种肉汤培养基作无菌试验。无菌生长者用无菌生理盐水稀释至5~10亿菌/mL(用Brown氏标准比浊管测定)，即获得伤寒沙门菌H抗原，4℃保存备用。

(2)制备伤寒沙门菌O抗原

采用经鉴定的伤寒沙门菌O90l菌株，方法同上。收获细菌时，取出大平皿，用适量生理盐水冲洗刮下菌苔，移入无菌三角瓶，100℃水浴2h杀菌(或用0.5%石炭酸盐水冲洗刮下菌苔，置35℃水浴过夜杀菌)。做无菌试验合格后，用生理盐水稀释成5~10亿菌/ mL，加入石炭酸至终浓度为5%，即成O抗原菌液。4℃保存备用。

2. 制备绵羊红细胞悬液

(1)采取绵羊血

1)用带子交叉捆住绵羊四肢，使其侧卧于地。剪去颈部部分毛，用止血带扎住颈部，确定颈静脉。

2)用2.5%碘酒和75%乙醇消毒绵羊皮肤及采血者手指，持注射器，与颈静脉呈30度角，从头部向躯干方向进针，缓慢抽动针芯，观察是否进入静脉。一旦抽出血液，即固定注射器，抽取50~80 mL血液，迅速注入含阿氏红细胞保存液的三角瓶内，立即混匀，4℃冰箱保存备用。

(2)绵羊红细胞悬液的制备

1)取适量脱纤维羊血于离心管内，离心2000 rpm 5 min，吸弃上清及红细胞沉积物表面的白膜，加适量无菌生理盐水，毛细吸管吹吸几次以混匀，再离心弃上清，重复3次。

2)最后一次离心2000 rpm 10min，根据红细胞压积，用生理盐水配成10% SRBC悬液。

3. 混合人血清抗原的制备

(1)混合人血清获取

选健康志愿者(学生)或献血员，静脉采血 5 mL；放试管中置室温下使其自然凝集，凝集后离心取上清约 2.5 mL。将多人(至少 2～3 人，最好 10 人以上)的血清混合，即为可用的人全血清。将人全血清用生理盐水作 1∶2～1∶5 稀释。

(2)佐剂的制备

称取羊毛脂 12g，加液体石蜡 20 mL，高压蒸汽灭菌后即成为弗氏不完全佐剂。在弗氏不完全佐剂内加入一定量的死卡介苗，成为弗氏完全佐剂。佐剂和抗原的比例为 1∶1。

(3)混合人血清完全佐剂

在弗氏完全佐剂中逐滴加入等体积的免疫原，置于无菌乳钵中，朝一个方向研磨，每加 1 滴，都要研磨均匀后再加第 2 滴，直到乳钵内形成油包水的白色乳剂。将乳剂滴加于水中完全不散开时为合格。另一种方法是用两个 5 mL 注射器，在接针头处用一尼龙管连通，一个注射器内是佐剂，另一注射器内为抗原。装好后来回推注，经多次混合逐渐变为乳剂。本法优点是无污染，节省抗原或佐剂，用此注射器可直接注射；缺点是不易乳化完全。乳化完全与否的鉴定方法是将一滴乳剂滴入水中，如立即散开，则未乳化好，如不散开漂在水面则为乳化完全。

将乳剂抗原吸入不带针头的注射器内，接上针头后，尽量排除空气，用无菌大试管套住注射器，于 4℃保存。

(三)实验动物的免疫

1. 制备伤寒诊断血清免疫程序

免疫前，用生理盐水将伤寒沙门菌 H 和 O 抗原洗涤 3 遍，然后稀释至 9 亿菌/ mL。兔耳缘经碘酒和乙醇消毒后，从耳缘静脉注射抗原(分 H 抗原和 O 抗原两组)，按下表进行免疫：

免疫日程(d)	1	2	3	4	5	6
注射剂量(mL)	0.1	0.2	0.5	1.0	2.0	2.0

末次注射后 7～10d，抽兔耳静脉血 1 mL，分离血清与相应的抗原作试管凝集反应，若血清效价大于 1∶1280，即可收获血清。若效价偏低，再用相应抗原 3 mL 加强免疫 1～2 次，可使抗体效价明显升高。

1. 兔抗 SRBC 抗体制备免疫程序

取少许 10% 绵羊红细胞悬液再稀释 200 倍，血球计数板计数后，配成 2.0×10^{8} 个细胞/ mL。按下表进行免疫：

免疫日程(d)	1	3	5	7	9	12	15
注射剂量(mL)	0.5	1.0	1.5	2.0	2.5	2.0	2.0
注射途径	皮下	皮下	皮下	皮下	皮下	静脉	静脉

免疫注射第20天试血，溶血效价达1:2000以上时，收获血清，用0.01%叠氮钠防腐，4℃保存备用。

3. 兔抗人血清制备免疫程序

将制备好的人血清抗原与弗氏完全佐剂混合后，按下表进行免疫：

免疫日程(d)	1	7	14	21
注射剂量(mL)	0.5	0.5	1.2	2.4
注射途径	后肢足蹼	淋巴结	背中皮内6点	背部皮下6点

末次注射后7~10d试血。用免疫兔耳缘静脉血血清为抗体，用生理盐水作不同倍数稀释；用12倍稀释的混合人血清为抗原。按照沉淀反应要求，作琼脂双向扩散试验，以测定抗体效价。效价达1:32以上，即可心脏采血，分离并收获抗血清。

(四)抗血清的分离与保存

试血成功后，对实验动物进行抽血或放血，置无菌三角瓶中，斜置装血液的三角瓶0.5~1h后，用无菌玻棒剥落、松动瓶壁上的血块(利于血清析出)，对三角瓶原样包扎好，做好记号，放进冰箱(4℃)过夜。

次日估计分离的血清量并观察描述血清颜色；去血块，离心取上清(3000rpm，20min)，加叠氮钠(终浓度为0.1%)，混匀，分装小管，作好标记，-20℃或-80℃保存待测。

(五)注意事项

1. 无菌操作

(1)本实验每个步骤都必须严格执行无菌操作，防止抗原的污染。

(2)制备压积红细胞时，应无菌操作，避免剧烈振荡，试管应洗涤洁净，充分干燥，以免发生溶血。

2. 其他事项

(1)菌液浓度可用比浊法调正。

(2)全血清做抗原时要用混合血清，以避免个体差异带来的误差。

(3)红细胞和细菌等颗粒性抗原比较容易诱导免疫应答，可直接用来免疫动物；而血清等可溶性抗原则需要加入免疫佐剂，充分乳化，否则不易免疫成功。

(4)免疫时采用皮内多点注射易诱导免疫应答，提高血清的抗体效价。

(5)免疫间隔时间无固定模式，但一般可溶性抗原首次免疫和第二次免疫以间隔10~20d为宜。

思考题

1. 免疫血清制备的原理是什么？
2. 试述免疫血清的应用。
3. 为什么制备H抗原的伤寒菌液要用0.4%甲醛生理盐水处理？

4. 制备 SRBC 悬液过程中，为何离心后要吸弃红细胞沉积物表面的白膜？
5. 为什么要采用多份人血清混合来制备人血清抗原？
6. 佐剂的种类有哪些？主要成分是什么？如何制备？有何用途？
7. 为什么不同抗原免疫动物的途径和程序不同？
8. 检测抗血清效价的方法有哪些？

图书在版编目(CIP)数据

病原生物与免疫学实训指导/何国栋、李瑜著.—长沙:中南大学出版社,2017.2

ISBN 978-7-5487-2448-3

Ⅰ.病... Ⅱ.①何... ②李... Ⅲ.①病原微生物—高等职业教育—教学参考资料 ②医学—免疫学—高等职业教育—教学参考资料 Ⅳ.①R37 ②R392

中国版本图书馆CIP数据核字(2016)第189849号

病原生物与免疫学实训指导

主编 何国栋 李 瑜

□**责任编辑** 李 娴
□**责任印制** 易红卫
□**出版发行** 中南大学出版社
社址:长沙市麓山南路 邮编:410083
发行科电话:0731-88876770 传真:0731-88710482
□**印 装** 湖南省汇昌印务有限公司

□**开 本** 787×1092 1/16 □**印张** 6.25 □**字数** 153千字
□**版 次** 2017年2月第1版 □**印次** 2017年3月第2次印刷
□**书 号** ISBN 978-7-5487-2448-3
□**定 价** 19.60元

图书出现印装问题,请与经销商调换